JN050540

基礎から学ぶ
楽しい学会発表・論文執筆

第 2 版

中村好一
自治医科大学教授
公衆衛生学

医学書院

【著者紹介】

中村好一（なかむら・よしかず）

1957 年生まれ。1976 年に福岡県立福岡高校卒業後，5 年間を除いて福岡以外で暮らすことになるとは夢にも思わなかった。以降の経歴はインターネットを参照のこと。不祥事がなければ 2023 年に現在の仕事（自治医科大学教授）も定年退職。2020 年に改訂した『基礎から学ぶ楽しい疫学 第 4 版』では新型コロナウイルスの影響で著者近影を撮影できず，高校の卒業アルバムで代用した。今回は大学の卒業アルバムから。今はなき福知山線起点の尼崎港駅にて。

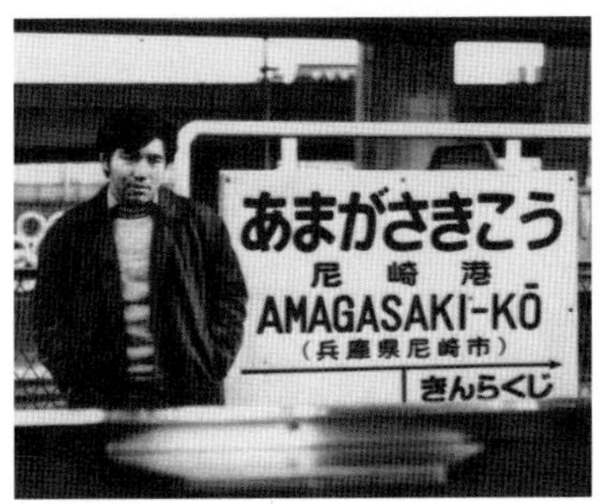

基礎から学ぶ楽しい学会発表・論文執筆

発　行　2013 年 8 月 1 日　第 1 版第 1 刷
　　　　2017 年 2 月 15 日　第 1 版第 4 刷
　　　　2021 年 6 月 1 日　第 2 版第 1 刷©

著　者　中村好一

発行者　株式会社　医学書院
　　　　代表取締役　金原　俊
　　　　〒113-8719　東京都文京区本郷 1-28-23
　　　　電話　03-3817-5600(社内案内)

印刷・製本　三美印刷

ISBN978-4-260-04651-0

第2版　序

昨年(2020年)に改訂した『基礎から学ぶ楽しい疫学　第4版』(通称：「黄色い本」，医学書院)の「序」では，疫学の基本的な部分はさほど大きく変わってはいないが，少しずつ変化しており，「体力のあるうちに改訂」と書いた．その後，医学書院の担当から，「本書はどうしますか」という照会があった．こちらは刊行後の7年の間に状況が様変わりして，さらに2020年からの新型コロナウイルス感染症大流行がこの変化に追い打ちをかけた．学会への演題申し込みや論文投稿(その後のやりとりも含めて)がインターネット経由になっただけでなく，学会自体もウェブ開催が進んでいる．「黄色い本(疫学)」の改訂作業で体力を使い果たした爺さんは絶版も考えた．

「よし，改訂版を出そう」と決心した理由は，自分でもよくわからない．前述のような状況の中で，「黄色い本(疫学)」よりも改訂作業が大変であることはわかっていたにもかかわらず，である．ただ，背景には，学術誌の状況が悪いほうに走り(あくまでも筆者の考えで，このような状況を歓迎している人達も大勢いるはずである)，学術誌に掲載された「学術論文」とインターネット上での個人の意見提示との境目がなくなってきたことがある．さらに，インパクト・ファクター重視などの「自分で物事を判断することの放棄」が目に余るようになった．そこで，このような状況で自分の見解を提示できる古典的な媒体(インターネットに比べれば極めて権威がある「書籍」)をもっていることは大切にしなければならない，と考えたのも事実である．

ならば，「大々的に改訂」ということで，削るべき部分はバッサリと削り，記載しなければならないこと(＝今，言いたいこと)はきちんと記述したつもりである．全体の構成も大幅に変更した．学会発表と論文執筆の共通部分を総論として前半にもってきて，後半にそれぞれを各論のように配置した．多少はスッキリした構成になったと思う．初版では他人の論文を俎上に載せ，日本語の問題点を指摘していたが，今版では削除した．これはおそらく筆者が年齢をとったせいであろう．加えて，初版では国際学会での発表や英文論文も視野に入れていたが，本書では国内学会と日本語論文に特化した．特に現場の方々の学会発表や論文執筆を促進し，保健科学の発展の一助にしたいという願いがある．

乱筆気味であった本書の執筆を上手に取り仕切ってくれた西村僚一氏をはじめとして医学書院の関係の皆様に，この場をお借りして改めて感謝の念を記します．

新型コロナウイルス禍２年目(2021年)3月

中村好一

初版　序

頑張って2年間続けた雑誌連載の原稿が書籍になるのはこれが2冊目，すなわち本書は姉妹本である『基礎から学ぶ楽しい疫学』第3版(以下，前著)に続く本である．本のタイトルも類似のものとし，装丁も類似，「柳の下の2匹目のドジョウ狙い」と言われてもしかたがない．しかし，前著「黄色い本」に倣って，本書も「青い本」としてベストセラーになることを望んでいる．

月並みなことだが，雑誌の連載，あるいは書籍の刊行に際しては対象とする読者を絞り，読者層を想定した文章とする必要がある．第1章に詳しく記載したが，本書は①保健活動を念頭に置いて，②コメディカルスタッフを対象に，③日本語での学会発表や論文執筆を目指す，というのを連載時には念頭に置き，書籍化に際しては学生を含む医学/保健科学の初心者もターゲットに含めた．研究の公表について，「学会発表すれば完了/完成」と考えている人たちが一部に存在する．しかし，ここで確認したいのは，学会発表はあくまでも形が残らないものが中心(学会での口演，スライド，ポスターなど)で，文書として残る抄録はこれらのいわば「おまけ」である．したがって，論文を作成するときに学会の抄録を引用文献として使用することは原則としてできない．一方で，研究を始めるときから論文執筆を念頭に置いていれば，学会発表から論文執筆までのハードルはそれほど高いものではない．

考えた末に，体裁についても姉妹本の前著に合わせることにした．趣味の鉄道が背景にあり，コラムは前著と同様に「デッドセクション」(詳細は前著の序を参照)とした．脚注が突っ走っているのは相変わらず．「著者紹介」欄の写真は，もしかしたら「ついにここまで来たか？」と批判を受けるかもしれない(覚悟していますす　(^o^))．

いろいろな方面にお世話になったが，本書の医学書院の編集担当は，これも前著と同じ西村僚一氏で，「著者紹介」欄の写真撮影に，わざわざ宇都宮までお越しいただいた．雑誌「公衆衛生」の連載時に担当だった野中良美氏を含め，本書の完成にご尽力いただいた関係者に感謝申し上げたい．

2013 年 5 月

中村好一

目次

「デッドセクション」の解説

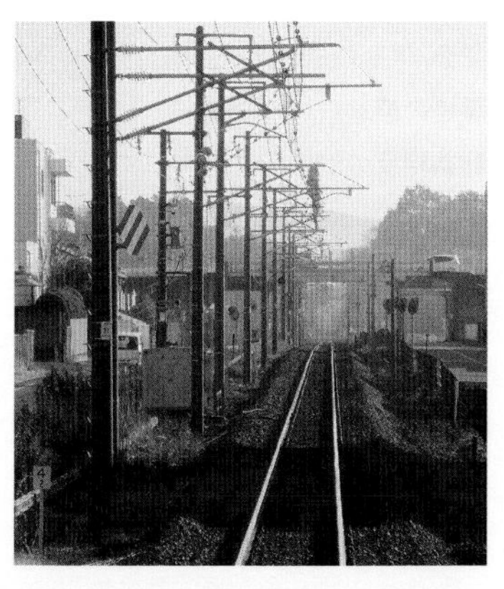

本書の章と章の間に置かれているコラム「デッドセクション」は鉄道用語である．電化区間で電化方式が異なるところ（在来線だと直流 1.5 kV と交流 20 kV，北陸新幹線では交流 25 kV だが 50 Hz と 60 Hz，ちなみに東海道新幹線はすべて 60 Hz）で，一部分，電気が流れない区間（数十メートル）を作り，そこを惰行する間に電車/機関車側で切り替えを行う．東北本線黒磯駅構内，常磐線取手－藤代間（だから，常磐線の普通電車[直流専用]は取手までしか行かない[行けない]のである），北陸本線敦賀－南今庄間，山陽本線門司駅構内などにある．なお，JTB 時刻表には時々「JR 線電化区間と複線区間」という記事が掲載されるが，2021 年 3 月号には在来線のデッドセクションが 7 か所明示されている．

写真は水戸線小山－小田林間のデッドセクションで，手前（小山側）が直流 1500 ボルト，向こう（小田林側）が交流 2 万ボルト，柱に付いている 2 色（実際は赤白）のストライプはデッドセクション入り口の標識である（2020 年 12 月 18 日小山発水戸行き 735M より）．

第 0 部

プロローグ

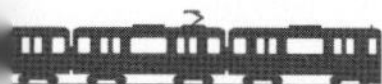

第1章

はじめに

POINT

1. 学会発表も論文公表も最近10年で環境が大きく変化した.
2. 学会発表も論文公表も現在ではインターネット抜きでは考えられない.

1 ごあいさつ

医学書院が刊行する月刊誌『公衆衛生』[1)]の編集委員会から連載を依頼されたのは2回目のことである. 最初は今からさかのぼること20余年前に,「何かよい連載はありませんかねぇ？」ともちかけられ, 2000年1月〜2002年1月までの25回にわたって「疫学：もう一度基礎から」を執筆した[2)]. この連載はその後, 単行本『基礎から学ぶ楽しい疫学』(いわゆる「黄色い本」, 現在第4版)として医学書院から刊行され, 疫学の入門書としては異例の大ベストセラーとなっている[3)]. しかし, このときに決意したのは「もう, 雑誌の連載は二度としないぞ」ということであった. とにかく, 毎月一定量の原稿を期限付きで書くということは, いつ胃に穴があいてもおかしくないほどのストレスであった.

ところが時間の経過というのはありがたい(恐ろしい)もので, 本書のもとになる『公衆衛生』の「保健活動のtry！　学会で発表しよう　論文を執筆しよう」の

1) 本書では医学書院刊行『公衆衛生』の他に日本公衆衛生学会刊行『日本公衆衛生雑誌』と日本疫学会刊行『Journal of Epidemiology』(ただしこの雑誌は英文誌なので, 本書での論文投稿の対象とはしない)が頻回に出てくる. この3誌については発行元の記載は省略するので, そのつもりで読んでいただきたい.

2) 当初の予定は24回だったが, 統計処理のところが2回になってしまい, 合計25回となった. それにしても, 2つの世紀にまたがる大連載であった. (^o^)　なお, 原稿は締切の1か月前までには仕上げていたので, 連載終了と同時に書籍刊行という, 普通ではありえない出版となった.

3) 2007年の医学書院新社屋建設の背景には, この本の大ベストセラーがあったというのが定説である. しかし, 医学書院の関係者は誰も認めてくれない. (-_-)

連載の話が電話でもたらされたときに，「ハイハイ！」と二つ返事で引き受けてしまった．「このテーマで書いてもよいな（書きたいな）」と思っていたのが医学書院の担当者に伝わったのかもしれない[4)]．そろそろ「脚注から読む論文執筆法」[5)]というのを書いてもよいかも，と思っていたのかもしれない．そしてめでたく2年間24回の連載が終了したときにこれをまとめて書籍化していただくこととなり，完成したのが本書の初版である．

初版刊行から7年以上が経過し，学会や雑誌刊行の形態が大きく変わった．学会への演題申し込みや雑誌への論文投稿はインターネットを介して行うのが通例となり，紙の抄録や論文を郵送するという以前の形態は過去のものとなった．雑誌自体も冊子体が少なくなり（あるいは消滅し），電子版が通常となった[6)]．加えて，雑誌の出版に要する費用をすべて著者が負担するopen journalという形態も一般化してきた[7)]．さらに，2020年の新型コロナウイルスの世界的流行により，学会もオンラインでの開催が普及してきた[8)]．このような状況の中で，「黄色い本」ほどではないが，ソコソコ売れた（ような？）ので，本書も改訂できることとなった．

2 筆者の過去

Yahoo! やGoogleなどの検索サイトで「中村好一」で検索すれば，筆者自身および同姓同名の他人[9)]を含めて結構ヒットする．所属で筆者かどうかわかると

4) 担当者とは決して変な関係ではないので，誤解のないように．

5) 疫学の連載を単行本にする際にタイトルを決めなければならなかった．あまりにも脚注が充実（？）していたので，「脚注から読む疫学」というのが相当有力であった．

6)『Journal of Epidemiology』は日本疫学会の会員でなくとも電子版を読む（pdfファイルで入手する）ことができるようになった（https://www.jstage.jst.go.jp/browse/jea/-char/ja/）．一方で学会員であろうとも冊子体を入手するためには年会費以外に冊子体購入料金を納める必要がある．

7) Open journalに論文を掲載するには，数十万円の（しかし，50万円まではいかない）経費が必要である．

8) 2021年10月の第13回国際川崎病シンポジウム（川崎病に関する国際学会）は，いろいろ検討した結果，完全なウェブ開催（対面の学会ではなく）と決定した．

9)「中村」はどこにでもいる（ある種の統計［あまり信用してはいないが］によると，わが国で5番目だとか，8番目に多い名字だそうである）．しかし「好一」は結構珍しい（と思う）．さらに，これを「こういち」（好色一代男を略すとこうなるか？）ではなく「よしかず」と読むのはさらに少ない．アルファベット表記を“Yosikazu”（“shi”ではなく）としているのは，たぶん筆者1人だけだと思う．

思うが，なかには「中村家のモットー」などが記載されたものもあり，自分で言うのも何だが，それなりに楽しむことができる．

本書に関連していえば，その昔，筆者は県庁や保健所に勤務していて，大学に移ってからもかつては「俺は現場を知っている」とうそぶいていた(今は完全に浦島太郎)[10]．一応，労働衛生コンサルタントの資格をもっていて，某企業[11]の産業医を現在でもやっている．以上が「保健活動」における経歴．

「学会発表/論文執筆」については，大学を卒業した年[12]に恩師(柳川洋自治医科大学名誉教授)の計らいで，筆者の地元で開催された日本公衆衛生学会(会長はもう1人の恩師の故倉恒匡徳九州大学名誉教授)に演題を出させていただいた．これをまとめて『日本公衆衛生雑誌』に投稿し，査読者からたった1つの，それも比較的容易に対応可能なコメントに対して修正したうえで掲載された論文が，最初の論文となった[13]．これ以降，大学教授としては恥ずかしくない程度の質[14]と数の論文は書いている(つもりである)．

---

10) 介護支援専門員(ケアマネジャー)受験資格に必要な経歴は十分にもっている．しかし，受験して不合格になるとみっともないので，受けてみたいが受けられない．

11) 「うちは産業医の活躍のおかげで東証一部上場企業にまで発展したんだ」と筆者は会社のなかで言っているが，その企業ではこの件についてはだれも相手にしてくれない．(>_<)
ただしこの企業，産業医経験者から筆者を含めて4人の現役の医学部教授を輩出した．現在，筆者は大学教授を目指す若手研究者から授業料としての「産業医料」を徴収して産業医をやらせることを，密かに計画している．

12) インターネットで経歴を見ると大学院を含めて3つの大学を卒業(修了)しているが，この記述は最初の大学のことで，あとは最初の大学の学籍隠し(「学歴ロンダリング」とも言う)のために卒業(修了)した．

13) 中村好一，他：地域で利用されている健康手帳の分析．日本公衛誌 1983；30：255-263．この論文は，読んだだけではわからないが，きわめて珍しい論文である．本文に記載しているように，査読者のコメントは1つしかなく，「プライバシー保護について考察せよ」という主旨のものであった．そこで考察に1段落(具体的には262ページ左のカラムの4番目の段落)追加するだけで再投稿し，そのまま採用になった．これもそのうちに触れるが，通常は査読者や編集委員会の意見に従って投稿した論文に数多くの修正を加えるものだが(そうしないと，採用してもらえない)，この論文はほとんどオリジナルが保たれているのである．なお，1980年代の前半は，今とは違って医療/保健分野におけるプライバシーなどはほとんど議論されることもなく，そういう意味では先見の明のある査読者(査読意見)だと思うし，それに対応して追加した1段落を今読んでも少しも違和感がなく，われながら感心している．もちろん，この論文の原稿は(ワードプロセッサではなく)手書きであった．
なお，最初の論文がこのような経緯で採用されたので，「論文はこの程度に比較的簡単に採用されるのだ」と思い込み(誤解し)，その後長期間にわたって後遺症に苦しんだ．

そうこうしているうちに，学術雑誌の編集委員会から投稿論文の査読の依頼[15]が来るようになり，『Journal of Epidemiology』の編集委員を拝命するようになった．ヒラ編集委員の間はそれほど仕事はしなかったが，2002 年から同誌の編集委員長を仰せつかり，2007 年までの 2 期 6 年間は編集委員の先生方に助けられながらそれなりに仕事もし，雑誌の編集作業や，論文のあり方についても勉強した．編集委員長の任期中に同誌にインパクト・ファクター（impact factor；IF）（☞ p164）が付くようになり[16]，最初の IF が出たときには予想以上に高かった[17]ので，祝賀会をやったほどであった．その他，『日本公衆衛生雑誌』や『日本循環器病予防学会誌』（日本循環器病予防学会刊行）の編集委員を務めた．以上が学会発表/論文執筆に関連する現在までの状況である．

なお，純粋な臨床研究についてはそれほど経験はないが，臨床疫学研究はソコソコこなしているつもりである．その関係で臨床系の学会[18]の会員でもあるし，海外の臨床系の雑誌にもそれなりに論文の投稿はしている．

3 本書のねらい（ターゲット）

もとの連載を開始するにあたり，学会発表や論文執筆に関する書籍を図書館，書店，インターネットで検索してみた．その時に初めてわかったことだが，この種の書籍は結構刊行されている（現在でも）．しかしその多くは，①医

14) 論文の質を評価するのは難しい．いろいろと批判もあるが，インパクト・ファクター（impact factor；IF）が高い雑誌に掲載される，ということが 1 つの物差しになっているのも事実である．かつては自分が筆頭著者となった論文が，IF がきわめて高い『New England Journal of Medicine』に掲載されたこともあったが，ふた昔以上も前のことなので，これ以上は触れない．

15) このあたりの仕組みは，第 4 部第 20 章で紹介する．

16) ①米国国立医学図書館（National Library of Medicine）が管轄する PubMed に掲載される，② IF が付いている，この 2 つの要件を満たした雑誌は，国際的に見ても一応世間に認められた雑誌と考えることができる．もちろん，『Journal of Epidemiology』はどちらもクリアしている．

17) 1.247（2006 年）．ちょうどその年に公表されたわが国の合計特殊出生率が 1.25 だったので，「四捨五入すると同じ数値」とうそぶいて回った．『New England Journal of Medicine』（74.699［2019 年］）などとは比べようもないが，1.0 を超えるというのは当時は相当のものであったのも事実．ただし，IF 偏重主義に対する批判は「黄色い本」第 4 版の第 13 章「これからの疫学，疫学のこれから」をご覧いただきたい．

18) 日本小児科学会，日本循環器学会，日本プライマリ・ケア連合学会，日本小児神経学会，など．

学研究者を対象とした，②英語での学会発表や論文執筆のためのものである[19]．逆に，①保健活動を念頭に置いて，②コメディカルスタッフを対象に，③日本語での学会発表や論文公表を目指す，という指南書はきわめて稀である(ようだ)[20, 21]．連載はこのような視点で執筆したが，書籍化にあたり，さらに対象を拡大して学生を含む医学/保健科学の初心者もターゲットとするべく，大幅な加筆・修正を行った．なお，ここでの保健活動は，地域保健，産業保健，学校保健いずれでもかまわない．もちろん，医学研究を念頭に置いた医学研究者が読んでもそれなりの参考になると思うし，基本的には日本語での学会発表や論文公表を念頭に置いてはいるが，英語での発表にも役に立つと思う[22]．臨床現場のコメディカルスタッフでも役に立つはずだ．読者の興味を喚起し，「学会発表してみたいなぁ」とか「論文を書くと面白そうだね」という雰囲気を醸し出すことができていれば，ある程度の成功と考えている．

4 本章の終わりに

上記のような初版の際の基本原則を徹底するために，本書は日本語での学会，日本語での論文に焦点を絞って改訂した．国際学会(国内開催も含めて)や日本語以外の論文(国内刊行も含めて)は基本的には対象としていないので，このようなことを考えている人は別の指南書に当たってほしい．

19) ついでに言うと，書いた人たちの学問的な実績や英語での発表能力には疑問符がつくものが多い．そもそも，バリバリの研究をやっている人には発表に関する指南書を執筆する時間的余裕はない(と思う)．「では，オマエ(＝中村)はどうなんだ？」と突っ込まれると，m(_ _)m.

20) まったくないわけではない．手前味噌だが，中村好一(編)：医療系のためのやさしい統計学入門(診断と治療社，2009)の第Ⅳ章「研究結果を公表してみよう」は，1冊の書籍ではないが，この3つの要件を満たしている．

21) 「専門は何ですか」と尋ねられ，ときに茶化して「隙間産業ならぬ隙間疫学(niche epidemiology)です」と答えることがある．本当に，隙間に行き当たったような，うれしい気分である．隙間を探し出した医学書院の担当者もすごい！

22) 日本語を母語(mother language)とする人で，日本語での学会発表や論文執筆がまともにできない人が，英語でのきちんとした学会発表や論文執筆が，果たしてできるのだろうか(疑問ではなく，反語です)．

第 1 部

研究の進め方

第２章

なぜ，研究を行うのか

POINT

1. 医学/保健科学は経験論的法則を導き出すものである.
2. 研究を進めるには一定の手順が存在する.
3. 経験論的法則は経験の集大成(＝学会発表/学術論文公表)から導き出される.
4. 学問の進歩に寄与するためには，自らの経験を学会発表や論文公表で公のものとする必要がある.
5. 学会発表や論文公表を上手にこなすためには本書による知識の習得に加えて，指導者による指導が不可欠である.

本書はそもそも，①保健活動を念頭に置いて，②コメディカルスタッフを対象に，③日本語での学会発表や論文公表を目指す[1)]．ということで２年間の連載に手を入れたものである．本書は指南書であり，初心者は本書で知識を身につけることに加えて，指導者の指導を受けることの必要性を再度確認したい．

よくよく考えると，本書のターゲットは，結局は研究についても初心者，あるいは今から必要に駆られて研究を行わなければならない人なのかもしれない．研究結果は山のようにあるが，学会発表や論文執筆はしたことがない，という人はある種の特殊な人たちであろう[2)]．研究は計画に始まり，最後の詰めとして学会発表や論文公表があるので，そもそも最後の部分のみを取り出して議論しても仕方がない．そこで，本書の手始めとして，適切な研究の進め方について議論する．

1) 連載第１回の掲載原稿からのコピペである(☞ p6).

2) 軍事関係の研究では，このようなことは結構あるらしい.

1 まずは指導者を

医学分野での研究の進め方については指南書は結構ある．保健活動における研究の進め方については，それほど多いわけではないが，指南書が散見される[3)]．学会発表/論文執筆と同様に，研究遂行についても初心者は指南書を読んで座学で勉強すると同時に，指導者の教えを請うべきである[4)]．そのときに大切なことは，これまであちらこちらに何度も書いてきたが，研究の計画段階から指導をお願いする，ということである．よくあるパターンは「これだけのデータを集めたのですが，解析はどうしたらよいでしょうか？」とか，「これだけの集計を行いましたが，この後をご指導下さい」といったものであるが，これは頼まれた側からは基本的には嫌われる[5)]．計画の段階からお願いするべきである[6)]．

指導を仰ぐ人がいない場合にどうするか．基本的には指導してくれそうな研究者にお願いをするところから始まる．いきなり電話やメールで依頼することもあるかもしれないが，普段からいろいろな所に出ていって，顔をつないでおくことも重要なのかもしれない．また，人のツテを利用することもあるだろう．一方で知っておいたほうがよいのは，現場の人が指導者を求めているのと同じように，研究者(すべての研究者ではないが)は研究を実施するフィールドを求めているのも事実である．すると，うまくいけば指導を仰ぐことによって指導者側のニーズにも応えることもできるかもしれない．お見合いみたいなものであろうか？

---

3) 『保健活動のための調査・研究ガイド』医学書院，2002．『医療系のためのやさしい統計学入門』(Ⅰ章，Ⅴ章)診断と治療社，2009．など．何のことはない，自分の本の宣伝をしているだけだ．

4) キャッチボールをしたこともないのにいきなり野球の試合に出ることができるはずはないし，一方でキャッチボールの達人であっても，ルールを知らなければ試合にならないであろう．

5) 料理の達人に，しなびた野菜や古くなった魚をもっていって，「うまく調理して，おいしい料理をつくって下さい」とお願いしても断られることは，容易に想像がつくであろう．

6) 誤解のないように．「日常業務のなかでこれだけのデータが集まっています．これを解析したいのでご指導下さい」というのは，研究という観点からは，今から業務データという素材を使って研究計画を立てるので計画の段階であり，基本的には歓迎される．

2 そして準備

研究とは現段階ではわからないことを明らかにする行為である．したがって，そのためには第 3 章(☞ p26)で示した文献検索を行うとか，こまめに関係する学会に参加して業界の状況を確認しておくといった日頃の活動がものをいう．医療/保健の領域の法則は経験論的法則であり，証明することはできず，ただ，同様の研究を繰り返すこと(＝経験)によって法則となっていく．したがって二番煎じでもそれなりの価値はあるし，他のフィールドで観察された事実が自分のフィールドでも同様に観察されるかどうかはやってみないとわからず，したがってどんな研究でも意義はそれなりにあるものである．

後述(第 5 章)のとおり，論文の「緒言」はこの段階で書くことが可能だし，逆に「緒言」を下書きすると頭の中での整理が容易になるかもしれない．

なお，保健活動の現場では医学中央雑誌などを用いた文献検索は難しいかもしれないが，指導者にお願いすると，指導者の研究現場を通じて容易に検索を行うことができる可能性が高くなるはずである．

3 Research question

Research question(解くべき課題)を，できるだけ早く，明確にする必要がある．Research question とは，これから取り組む研究で何を明らかにするのかを明確にしたものである．Research question が明確でないと，次のステップの研究計画を策定する段階で右往左往することになる．Research question は study question と呼ばれることもある．

4 研究計画

綿密な計画を立てる必要がある．第 6 章で提示する“5W1H”に沿って検討していくことになる．特に who(対象者)について，標的集団(target population)，観察対象集団(study population)，観察集団(examined population)という考え方がある(図 2-1)．標的集団は research question からダイレクトに決定する[7]が，

7) A 町の 20 歳以上の喫煙率を明らかにするのが research question であれば，標的集団は A 町の 20 歳以上の住民(全員)である．

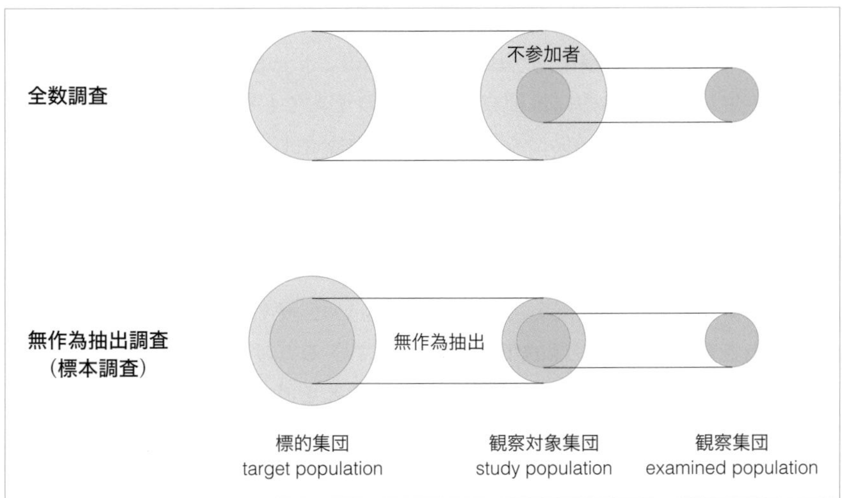

図 2-1　**研究対象集団の考え方**

標的集団から観察対象集団をどのように抽出するか[8)]，観察集団をいかに多くするか[9)]，といったことは，研究に使うことができる経費との関係があるので，特に入念に検討しておく必要がある．既存の資料(診療録，検診の結果，など)を匿名化して利用する場合には，対象者の同意なしに研究を実施することも可能であり，この場合には抽出率 100％が保証される．

さらに，解析方法についても計画段階で検討しておく必要がある．なお，本来は研究計画ができた段階で，論文の「方法」の部分は記載できるようでなければならない．

5　回収率/参加率

筆者の誤解であればよいが，現場の人でこの点を結構軽く考えている人がいるようである．あるいは，参加率ではなく参加数(観察集団の絶対数)のみを問題とすることもある[10)]．

標的集団全体の把握を標本調査で行う場合に，観察対象集団は標的集団から

8) 全数調査(標的集団＝観察対象集団)か，標本調査である．標本調査では観察対象集団を標的集団から無作為に抽出するのが原則である．

9) 調査を行うのであれば回収率を，研究に参加してもらうのであれば参加率をいかに高くするか，ということ．

無作為抽出しなければならない．そうでなければ偏り（選択の偏り）が生じるからである．さらに，観察集団が観察対象集団のごく一部であれば，これも選択の偏りが生じる．理論的には観察対象集団の1人でも参加しないと（換言すれば，回収率/参加率が100％でないかぎり）偏りが生じる．これは調査に参加する人としない人が無作為に発生するとは考えられないから（参加者と非参加者は背景などが異なっている，ということ）である．しかし，動物実験ではない，人間を対象とした調査/研究では回収率100％を達成することは相当難しい（というよりも，ありえない，と考えたほうがよい）．それでも選択の偏りをできるだけ小さなものとし，標的集団の状況をできるだけ正確に把握するためには，回収率/参加率をできるだけ引き上げることを計画の段階から考えておく必要がある．

一般住民を対象として，往復，郵送法で調査を行っても，経験則から回収率は5割いけば奇跡，通常は3割止まりがせいぜいである[11)]．これをできるだけ高くするためには，次のような対策が必要である．

①郵送法ではなく，たとえば地区組織などを利用して対象者に対して直接，配布/回収する，②督促をかける，③回収を郵便で行う場合でも，返信用封筒は料金受取人払いにするのではなく，郵便切手を貼付する[12)]，④督促状を送る場合には，督促状のみを送るのではなく，最初に送った依頼状や調査票，返信用封筒などすべて一式を督促状に添えて送る[13)]，などの方策が考えられる．調査/研究にかけることができる経費が事前に決まっている場合には，標的集団から観察対象集団を抽出する抽出率を落としてでも，回収率/参加率を上げるための何らかの方策を講じるべきである．回収率/参加率は何割あったらよいかということについて定説はないが，「半分にも満たないデータセットでものは言えないだろう」という発言を聞いたことがあるし，「6割はないと」と書かれたものを見たこともある．筆者は「8割」を信条にしている[14, 15)]．

10）「5,000人が参加した調査です！」（実は調査票を配布したのは3万人で，回収率は20％にも達していません，ということは表には出さない）

11）全体の1/3程度の状況，しかも偏りがある1/3の状況から，全体が正確に把握できますか？

12）そのままゴミ箱へ入れるのはもったいないし，さりとて，切り取って別のことに使うのは気が引ける．

13）多くの場合，督促状が来る頃には調査票はゴミ箱に行っている．このような場合，調査の事務局に連絡して，再度調査票を送ってもらってまで調査に協力する人は，きわめて稀であろう（そのような人は最初から協力していて，督促状は必要ないと思う）．

なお，この業界には“garbage in, garbage out”(略して GIGO)という言葉がある．3 割程度の回収率の調査票の束は所詮ゴミであり，ゴミをいくら解析してもゴミの結果しか出ない，と理解してよいだろう[16)]．

6 倫理的配慮

疫学研究や臨床研究に関する倫理指針が定着し，指針に沿った研究の遂行が求められるようになった．特に注意しなければならないのは，倫理審査が必要な場合には研究を開始する前に倫理審査委員会の承認を受けなければならないという点である．自分が所属する組織に倫理審査委員会がない場合には，指導者が所属する組織の倫理審査委員会でもかまわないし，その方法も使えない場合には学会(日本公衆衛生学会[https://www.jsph.jp/]など)の倫理審査委員会を利用することも可能である．

特に注意しなければならないのは，「どこまでが通常の業務(通常の診療や検診業務など)で，どこからが研究なのか」という点である．対象者に対して通常の業務しか行わず，そこで得られた情報を解析するだけの研究であれば，場合によっては対象者の同意は必要はないこともあり，研究実施に対するハードルは低い．一方で，研究のために対象者に何かを行うのであれば(問診，計測，採血，調査票の記載など)，基本的には対象者に対して研究の説明を行い，そのうえで参加への同意を得ることが必要となってくるし，投薬や指導などの介入を研究として行うのであれば，説明と同意は不可欠である[17)]．介入を伴う場合には倫理審査委員会への申請書(研究計画書)に，倫理審査委員会を説得できるだけの介入の妥当性や安全性についての記載をしなければならない．この点については改めて第 4 章で解説する．

---

14) 逆に，3 割程度の回収率でもよいから数多く集めるほうがよい，と居直る人には，「それなら無作為抽出など手間のかかることはせずに，駅前や市役所のロビーで片っ端から調査票を配布したほうが，費用対効果は高いですよ」と教えてあげよう．

15) 自治体の首長のなかには，選挙の投票率と同じように考えて，参加率は高くなくてもかまわない，と考えている人もいるようである．選挙では対立候補の名前を書く人には投票に来てほしくない，という事情は理解できる．しかし，選挙と調査/研究は別のものである．政治と行政の混同も避けてほしい．

16) 結局は，どこまでやれば世間一般が納得してくれるか，ということである．郵送法のみで回収率 3 割だとゴミだが，2 回督促をかけて 7 割ならばこれはこれで仕方がない，というような判断である．あるいは，気合い/意気込みの問題？

7 研究の実行

研究計画ができれば，後は計画に従って研究を淡々と進めていくだけのことであり，次の点を除いては特に注意事項はない．注意すべき点は，計画の変更である．実際に研究を進めていくと，計画を変更したくなる(こうするともっとよい結果が出る)，あるいは変更せざるをえない(計画どおりにはいかない)ことに直面することもよくある．そしてこのような場合に問題となるのは，前述の倫理審査である．倫理審査委員会は事前に提出された計画に対して承認を与えているのであって，倫理審査委員会の承認なしの計画変更は問題である．解析方法の変更などは許されるかもしれないが，測定項目の変更などは，倫理審査委員会に変更申請を出して承認を得ておく必要がある．

8 学会発表/論文執筆と投稿

というところまで来たら，できるだけ早いうちに学会発表し，論文を執筆して，しかるべき雑誌に投稿しよう．その前に報告書を書く必要があることも多い[18)]．報告書には多くの場合期限があるので，「報告書＝論文」という視点(そのまま論文として投稿できるような報告書を書く，ということ)で報告書を書くと，論文も早く仕上がる．

9 そして，次の研究

1 つの研究について，1 回の学会発表と 1 編の論文公表で終わりになることは少ない．むしろ，せっかく得られたデータなので別の視点で解析する，あるいはさらに細かな解析を行う[19)]，といった，同一のデータセットを使用して解

17) したがって，通常の業務なのか，それとも研究なのかの区分けが必要なのである．その投薬が通常の診療であれば，診療に関する説明と同意は必要だが，研究ではないので研究に関する説明は不要である．一方で，投薬が研究によるものであれば，研究参加に関するインフォームド・コンセントは不可欠である．また，倫理審査委員会でも投薬(介入)の安全性について，厳しく審査する．

18) 外の組織から研究費をもらった場合は当然のこと．内部の資金でも報告書を求められることもある．

19) 本来の解析は全年齢合計で行ったが，年齢階級別に特徴がないかどうかを改めて観察する，など．

析が発展していくことはよくあることである．また，同様のresearch questionで，他の集団を対象に研究を行うこともあろう．いずれにしてもその気になれば研究は次々と拡大していくのが普通であり，そのような状態を味わって初めて，研究の面白さがわかってくるのかもしれない．初めは地味でつらく苦しいかもしれないが，研究を遂行していくことによって，その面白さや奥深さが徐々にわかってくれば幸いである．

10 なぜ，学会発表/論文公表が必要なのか

ここからが学会発表や論文公表の重要性に関する本題．まず図2-2をご覧いただきたい．左の「好循環」の図は，研究実施後これが公表され，さらにこれに積み重ねるように研究が進んでいくことによって，経験や知識が蓄積され，最終的に経験論的法則が構築されるというものである．一方右の「悪循環」の図は過去の経験が生かされないために回路が閉鎖し，同じような研究を繰り返し，発展性がなく，そこから法則も生まれない，という状況である．

保健活動を実践していくうえで，学会発表や論文公表の必要性に関する要点

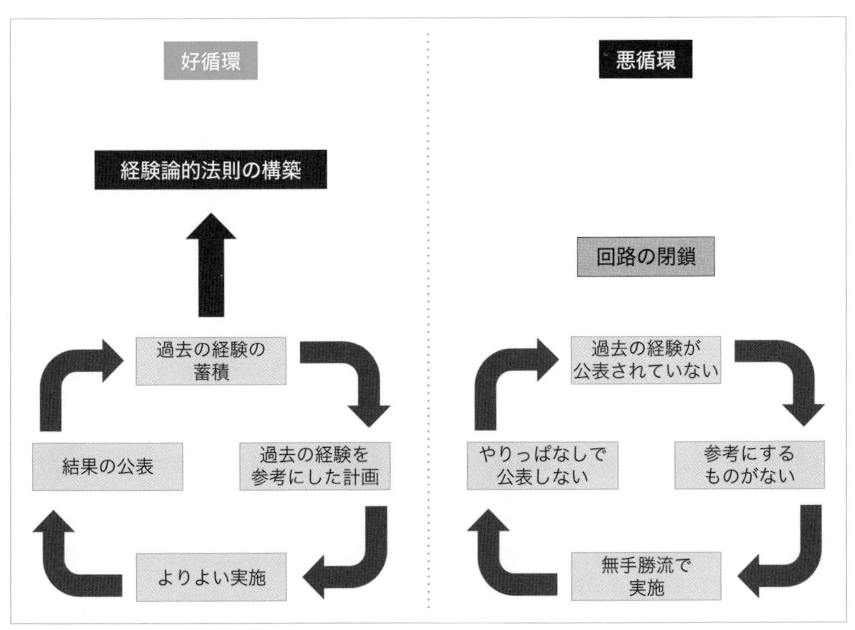

図2-2 発展する「好循環」と発展性のない「悪循環」

表 2–1 学会発表/論文公表が必要な背景・理由

大前提	「医学/保健科学」は経験論的法則を作成する学問．その手段として疫学や統計学が存在
背景	経験的法則を導くには多くの経験が必要
理由	● 公表によって経験は積み重ねられる．公表しないと経験とはならない ● 他者の経験に学ぶ ● 経験の共有 ● 経験の発展 ● 他者の批判による研究の進展・発展 ● コミュニケーションのきっかけ ● 対象者や社会に対する責務

は表 2–1 にまとめたとおりである．

まず，大前提として医学や保健科学は経験を体系化して経験論的法則[20)]を導き出す学問である，ということがある．すなわち，経験の集大成があり[21)]，これをもとにさらに経験を積んでいき，ブラッシュアップしていくということが前提となっている．

個人で積むことができる経験は限られている．したがって，経験を集大成するためには，まず，1 つひとつの経験の登録が必要である．これが学会発表であり，論文公表である[22)]．第 3 章(☞ p26, 34)で紹介するが，現在ではコンピュータ(インターネット)のおかげで学会抄録や論文の検索を容易に行うことができるようになり，特定のテーマでこれまでどのようなことが報告されてきたかが比較的簡単にわかるようになってきた．自分が行ったことを登録(＝学会発表や論文化)しておかないと，結局は行ったこととは見なされない(少なくとも世間一般からは)．

臨床医学の世界で新人がまず担当させられるのは，症例報告である．自分が経験した症例について詳細に観察し，①教科書的記載と同じ点，②(反対に)異

20)「決定論的法則」が対をなす用語である．たとえば，三平方の定理(直角三角形における $a^2+b^2=c^2$)などがそれに該当する．決定論的法則は証明できるが，経験論的法則は証明はできない．

21) 小児の炎症性疾患である川崎病は，川崎富作先生の 1967 年の論文がオリジナルだが，これは川崎先生がそれまでに経験された 50 例の集大成であり，この論文がもとで川崎病というそれまでになかった疾患の概念が確立されていった．インターネットで英文対訳付きのオリジナル論文が入手できる(http://www.jskd.jp/info/pdf/kawasaki.pdf)ので，一読すると，とてもよい勉強になる．

22) これもそのうち書くが，学会発表と論文ではその意味合いは大きく異なる．学会発表の段階では「仮登録」程度にしかすぎないのも，事実である．

なる点，③同様の症例のこれまでの報告の有無，などをまとめて学会発表し，場合によっては「症例報告」という種類の論文とするものである．このような報告を行うことによって，①次に同様の症例を経験する人にとってはきわめて重要な情報となる，②経験の蓄積に貢献する，③反省すべき点があれば後に続く者にとっては同じ轍を踏まないようにするためのきわめて貴重な資料となる，④場合によっては症例の積み重ねによって新たな疾病概念や亜分類ができるかもしれない，といった効果が期待できる．何よりも大きな成果は，発表者が経験論的法則を導き出す医学の基本的考え方を学ぶことができる，ということかもしれない．これを積み重ねて自らが経験した症例のまとめを行うことで，新たな発見につながることもよくある話である．

一方で，保健活動の現場では，残念ながらこのような発想があまりない．そうすると，経験論的法則を導き出す基礎的なトレーニングもできないし，何よりも他者の経験がまったく活かされず，最悪の場合には同じ轍を，多くの人が繰り返し踏む，ということもありうる．当然のことながら，学問的な進歩も期待できない．

学会発表すると，それなりに仲間ができていくものである．たとえばポスター発表をしていれば，同じようなことをやっている人が寄ってきて，「自分も同様のことをやってるんだけど，こういう所がうまくいかなくて困っているんです．あなたはどうしていますか？」といったコミュニケーションが生まれてくる．場合によっては，「では，腰を据えてじっくりと議論しましょう」と言って，コミュニケーションが「飲みニケーション」になることもある[23)]．あるいは，学会会場ではコンタクトできなかったが，後日電話やメールで連絡が来るということもあるし，相当の時間が経過した後に同じ問題を抱えた別の人が，過去の学会発表を見つけて連絡してくることさえある．

さらに恐ろしいことには，学会発表や論文は，スタッフ探しをやっている人にとっては重要な情報源である．「そういえば，あいつはこの前の学会で面白い発表をしていたな．声をかけて話でも聞いてみるか」ということがきっかけで，就職が決まったりもする．学会発表や論文公表をして(ただし，それなりの内容のものに限ります)，悪いことや損になることは１つもない！

別の視点もある．成果をまとめて公表すると，他者からの批判を浴びること

23) 2020年の新型コロナウイルス感染症蔓延の影響で盛んになったウェブ開催の学会の最大の泣き所は，このような非公式のコミュニケーションが取りにくいことである．

にもなる．学会発表だと座長や聴衆から直接批判を受けることもあるし，質問の形式をとった批判もよくある．雑誌に論文を投稿すると，編集委員会や査読者の意見として批判が返ってくる．また，めでたく論文として活字になった後から，「編集委員会への手紙(letters to the editor)」といった形式で読者から批判されることもある(もちろん，反論の機会も与えられる(☞第 20 章)．このような批判は，①当該研究をさらに向上させる(たとえば結果の解釈や考察などにおいて)，②さらに当該研究を発展させたり，同様の研究を進める場合の参考になる，といった効果が期待できる．

「報告書を作成しているから，それでよいではないか？」という反論が返ってくることがある．しかし報告書は，①一般に入手しにくい，②したがってほとんど読まれることがない(ものも数多く存在する)，③だから，批判を受けることも少なく，受けた批判によって研究がさらに発展することも期待しにくい，④通常は医学中央雑誌などの検索ツールに入らないので，検索しても引っかからない，という問題点を抱えており，「報告書を書いたから研究の完成」というわけにはいかない．むしろ，報告書の原稿をそのまま論文として雑誌に投稿できるように作成することを，筆者はすすめている[24)]．

いずれにしても，保健活動の現場でもさまざまな出来事を学会発表し，論文として公表していかなければ，学問的にも，個人的にも，発展は期待できないであろう．

---

24) もちろん，公的機関からの研究費の助成を受けた場合には報告書の作成は必須である．私的機関からのものでも報告書を求められることは多い．しかしながらこれはいただいた研究費に対する領収書ぐらいのもので，領収書は確かに発行しなければならないが，領収書の発行をもって研究が終了するはずがない．

学会発表・論文執筆デッドセクション

所変われば……

本書の「学会発表/論文執筆」は，すべて「医学/保健科学」を念頭に置いている．医学/保健科学はどちらかというと自然科学系の学問分野である．一方で筆者は人文社会学系の学会にも首を突っ込んでいて，「分野が異なると，文化(カルチャー)が異なる」ということを実感している．

まず，人文社会学系では学会での発表時間が一般演題でも長く，1 題 20 分はよくある話で，30 分といったこともある．スライドは一般的には使用せず(最近徐々に使う場合も出てきたが)，必要があれば演者が配付資料を準備して，これに沿って発表する．ポスター発表も一般的ではない(最近，医学部教授が学会長の際に初めて採用された)．

医学/保健科学系では座長を務めるとささやかな謝礼をいただけるが〔以前はテレフォンカードが多かったが，最近は使用機会激減のため，図書カード(これも使用機会が減りつつある？)やクオカードなどが一般的である．先日はウェブ開催の学会で座長を務めた謝礼として学会長から地ビールが送られてきた〕，人文社会学系では完全な奉仕活動である(「謝礼をよこせ」と言っているわけではないことを誤解がないように付記しておく．ちなみに，筆者が会長を務めた人文社会学系学会でも，慣例[＝文化]に従って謝礼はしなかった)．

なお，国際学会でも座長への謝礼は通常はない(したがって筆者が会長を務めた学会でも，渡さなかった)．

第３章

研究を始める前に（日本語の修練と文献検索）

POINT

1. 言語は単にコミュニケーションの手段だけではなく，思考するための道具である．
2. 学会発表や論文公表を成功させるためには，まず，自分自身の日本語を鍛える必要がある．
3. 自分の書いた文章を批判的に繰り返し読んで，よい文章にしていく．
4. データベースを活用した文献検索は研究開始以前に行い，さらに研究が完成して学会発表や論文執筆に取りかかる段階でも改めて行う．
5. データベースを利用して一発で必要かつ十分な文献を探し当てることは不可能である．手間暇を惜しまない．
6. これだけはやってはいけないのは，データベースからの情報のコピペ．必要な論文を入手し，自分で手入力しよう．

本章では学会発表や論文執筆の入口としての「日本語」（**1〜6** 項）および文献検索（**7〜14** 項）について記載する．

1 日本語を鍛える

キザったらしい話から始めよう．1991 年の後半から 1992 年の末まで，米国テキサス州のヒューストンにある University of Texas Health Science Center at Houston の School of Public Health に留学していた．1992 年のクリスマスに帰国[1]し，明けて 1 月は恩師の柳川洋先生が会長を務める第 3 回日本疫学会総会があった．100 題を超える演題が集まる今とは違い，その当時は演題集めも大

1) ヒューストンの友人たちは，「こんな日に帰国するのは非常識！」と言っていた．でも，正月を日本で迎えたかった．

変だった(らしい)．柳川先生からヒューストンにいる私に「とにかく，何題でもいいから演題を出せ！」という指令がきて[2)]，２題出した．さて，学会初日，ポスター発表のプレゼンテーションで，ハタと困った．日本語が出てこないのである．日本から持っていったデータを解析したものだったが，米国で行った解析なので，「英語でならば話せるが，日本語が出てこない」という困った状態になったのであった[3)]．

何が言いたいのか？　つまり，言語というものは，単なるコミュニケーションの手段ではなく，ものを考える道具であることにそのときに気づいたのである．すなわち，英語という道具を使って完成させた研究を，別の道具である日本語で発表するには，それなりの準備がなければ難しい，ということを実感したのであった．それ以来，考える道具としての言語はそれなりに大切にしてきている．逆に言うと，考える道具である言葉がきちんとしていない人には，所詮研究もそれなりのものしかできないであろう，というのが筆者の持論である[4)]．

2　学会発表や論文に使う日本語

三好達治の「雪」[5)]．「太郎を眠らせ，太郎の屋根に雪ふりつむ　次郎を眠らせ，次郎の屋根に雪ふりつむ」．子どもの頃から好きな詩の１つである．短い詩の中にいろいろなものが凝集されていて，読むときの気分によってまぶたに浮かぶ情景が異なってくる．また，人によっても，そのとらえ方はさまざまであろう．

一方，学術的な日本語．これは事務的な文書で使う日本語もそうだが，「人によってとらえ方が違う」日本語，あるいは「２つ以上の解釈が可能な」日本語は，文芸作品とは違って，問題である．事務的で，そっけない表現でかまわない[6)]ので，誤解が生じないように，淡々と記載するべきである．気取った表現

2) 今と違って，電子メールはなかった．最新鋭の情報機器として，自宅にファクシミリを置いていた．

3) その日の夜，柳川先生に「というわけで，明日の口演は英語で行ってよいでしょうか」とお伺いしたら，叱られた．英語のセッションもある現在とは隔世の感がある．

4) 小学校で英語など教える必要はないから，そのぶん，日本語を鍛えてほしい．そうでなければ，この国は滅びるぞ！　今の学生を見ていると，危機感をひしひしと感じます．

5) 詩集『測量船』(1930)所収．

6) むしろ，事務的でなく，そっけなくない表現は，誤解の温床かもしれない．

も避けたほうがよいだろう．

本書の文章は学術論文ではない．むしろ筆者は随筆を書くような気分で，もとの連載を書いた．そして，読者の興味を引くために，いろいろな執筆上の技法(疑問文，体言止め，など)を試みているが，学術論文ではこのような技法はむしろ御法度であり使うべきではないし，「？」や「！」といった記号も原則として使わないほうがよい．書道で言うならば，本書の記述は行書(あるいは草書？)であるのに対して，学会発表用の抄録や論文は楷書であるべきである[7)]．

3 見本とする文章

学術論文と類似性があるのは新聞記事である．特に一般紙の社説はそれなりに経験を積んだ記者が執筆しているので，カチッとした文章で書かれ，誤解も生じないように配慮されている．一方，週刊誌やインターネット，テレビなどの日本語は結構ひどいものも多い．むしろ，反面教師として使うべきであろう．

きちんとした論文を多く読む，ということも参考になると思う．ただし，残念ながらわが国には「この雑誌に掲載された論文の日本語であれば，どれでも問題なく(よい意味で)参考になる」という雑誌は，ないと考えたほうがよい．ある程度の権威のある雑誌の論文を批判的に読んで，自らの糧とするべきでる．

4 日本語での論文執筆のお約束

最近は「原稿用紙に書く」ということはほとんどなくなったが，パソコンのワードプロセッサソフトを用いて日本語で論文を書く際にも，原稿用紙への手書きの原則を守りたい．まず，設定は 1 行 20 字(全角文字)，1 ページ 20 行で 1 ページ 400 字となる[8)]．1 行の頭には句読点や閉じカッコを入れない[9)]，という原則もあるが，ワードプロセッサの「禁則処理」で，気にしなくてもこれはクリアできている．

7) 筆者が日本語で執筆した最も新しい論文(中村好一，他：地方紙に掲載された自己申告型死亡記事．日本公衆衛生雑誌 2018；65：72-82)と本書の文体を比較してほしい．そうすると，言いたいことがご理解いただけると思う．余計なことだがこの論文を通じて①研究の題材はどこにでもあること，②公衆衛生の守備範囲の広さ(「ゆりかごから墓場まで」．ちなみに，墓地埋葬法は厚生労働省の管轄です)，を感じ取っていただけると幸いです．

どうしても気になるのが，段落の最初は 1 文字下げるという大原則が，最近は結構無視されていることである[10]．ワードプロセッサでそのように設定されていることもあるが，やはり，きちんと段落の最初は 1 字分下げたい．

5 明快な文章のコツ

いくつかの鉄則はあるが，思いつくままに書いてみよう．

1) 普通の日本語を使う

専門用語は難解である(ことが多い)．しかし，これを素人でもわかりやすく書くと，かえって誤解を招く表現になり，わかりにくくなる．専門家の仲間入りをするということは，その業界で使用している専門用語(もしくは方言，ジャーゴン[11])が理解できるようになるということでもある．専門用語にはそれまでのその分野の歴史的な背景があるので，むやみに変更したりするべきではない[12]．

したがって学術論文は，当然のことながら専門用語を用いるので，それだけで難解になる．そこで，専門用語でない言葉はできるだけ平易な，小学生でも理解できるような日本語が望ましい[13]．

---

8) 世の中で主流となっているマイクロソフト社のワードでは，このような設定をしてもそのとおりにいかないことが多い．そもそもこのワープロソフトは英文を基本としているためである．英文では i と w では幅が大きく異なることなどもあり，「1 行○文字」という発想がなく，したがって日本語でも崩れていくのであろう．その点，マイナーな(しかし，筆者は日本語はこれでしか書かない)一太郎(ジャストシステム)はそのような不都合なことは起こらない．

9) 前の行の最後の枠に文字とともに入れるか，あるいは最後の枠の欄外に記載する．

10) うちの学生のレポートを見ていると，そういうものが結構ある．「小学校で段落の最初は 1 字落とす，と教わらなかったのか？」と尋ねると「教わりました」という．どこで狂っているのだろうか？

11) Jargon．広辞苑には立項されていないが，研究社の新英和大辞典(第 6 版)には「(職業上の)専門用語，隠語，(特殊な人たちだけ通じる)通語，(学者間の)むずかしい専門語」と出ている．

12) 「二次予防」という表現は，公衆衛生領域と循環器領域では異なった意味で使われる．公衆衛生領域では早期発見/早期治療による悪化の防止だが，循環器領域では 2 回目以降の発症(再発)の防止を指す．このことを十分に理解し，使っている人がどちらの立場で使っているのかを判断しながら解釈しないと，ときにとんでもない間違いが起こる．

2) 辞書の活用

作家の井上ひさしは「辞書なしに『俺は文章を書くぞ』というのは車がないのに『運転するぞ』とほとんど同じことだ」と述べている．筆者は英文を書くときに，「この単語はこのような使い方をするかな？」と迷ったら，必ず英英辞典[14)]を引き，探していた使用例が見つからなければ別の表現を考える．日本語でもこの態度は必要だと思う．

辞書に出ていないような新しい言葉を使う(作る)べきではない．「利用」と「活用」を併せて「利活用」という言葉を見かけるが，「利用と活用」で十分だし，利用と活用の違いが明確でなければ，「利用」でも十分に意味は通じる．「授乳婦」という用語を見かけたが，素直に「授乳中の女(性)[15)]」と表現すればよいではないか．

3) できるだけ短く

英語の雑誌では「1 つの論文をできるだけ短くして，そのぶん，多くの論文を掲載したい」という編集委員会の意向があり，したがって短い論文が好まれる傾向にある．日本語では残念ながらあまりこのようなことが徹底されていないが，見習うべきであろう．

全体を短くしよう，ということが常に頭の隅にあれば，情緒的(主観的)な表現(たとえば「非常に」とか，「おおむね」とか)も避けるようになるだろう．

4) 一文を短く

やたら長い文章を見かける．特に接続詞を多用し，最後には主語が替わっていることもある．短文(1 つの主語と述語)で書くことを心がけよう．

5) 具体的な記述

抽象的な記述だと，わかりにくく，学術論文としては不適切である．特に「方法」や「結果」では具体的な記述が求められる．

---

13) 英語の一流の学術雑誌に掲載されている論文は，専門用語を除けば，日本の中学校の英語でほとんど理解できるような用語と文法しか用いていないことに気づく(ちょっと言いすぎか？　しかし，日本人が書くような難解な英語の論文は，ほとんどないと思う)．

14) 和英辞書は日本人が作っているので，悪いけど，あてにならない．

15) 意味が同じであれば，学術論文であえて「女性」という必要はない．

6) 1 つの文の中で視点がずれない

一文が長くなると，その中での視点(主語よりも意味は広い)がずれて，意味はわかるが，なんとなく奇異な日本語になることがある．前述のとおり，短文で記載することを心がけると，この問題は回避できる．

7) 変な受動態は避ける

以前は，特に英語の論文では，主語としてのI(複数の著者がいる場合ではWe)は避けるべきであるとして，そのために受動態を使う傾向があった．しかし最近では，むしろ実施した主体を明確にするべきであるとして，IやWeを積極的に使うようになってきている．日本語ではそもそも受動態はあまり用いないのだが，英語の論文の影響なのか，時々変な受動態を見かける．

8) 暦年の表記[16)]

学会発表や学術論文は，たとえどのような言語で行われようとも，国際的なものである．したがって，東洋の一地域でしか通用しない元号で暦年を表記することは避けるべきである[17, 18)]．

9) 表記の統一

たとえば，「もの」「者」「物」で対象は違ってくる．同一対象であれば同一の表記をする必要がある．

10) 想像力をはたらかせる

たとえばシューベルトの歌曲集『美しき水車小屋の娘』は，ドイツ語の原文をそのまま訳していて，このままでは美しいのは水車小屋なのか娘なのかわからない[19)]．「黒い目のきれいな女の子」というのは 18 通りの解釈が可能だそうで

---

16) この項目の記載には異論もあると思う．しかしながら，必要があって台湾の文献を読んだときに，台湾の暦(民國紀元)が使われていて，西暦に換算するのに苦労した．

17) ちなみに台湾では 2011 年は「民國 100 年」．中華民国が設立された 1912 年(日本では大正元年)を民國元年としている．

18) 『日本公衆衛生雑誌』の投稿規定では「年の表記は，原則西暦を用いる．元号表記は行政資料の名称などどうしても必要な場合のみとする」とされている．

19) ドイツ語では「水車小屋の娘」が 1 つの単語になっており，これを修飾する「美しい」は水車小屋ではなく，娘にかかることは自明である．日本語では原文にこだわらずに「水車小屋の美しい娘」とすれば，2 つの解釈が発生する余地はない．

ある[20)]．自分で思い込んで書いてしまうと 1 通りの解釈しかないと思ってしまうが，他人が見るとそうでないことも多い．想像力を働かせて，「別の解釈もできるのではないか」という疑いの目で，自分の文章を読み返す必要がある．

6 役に立つ文献など

かなり主観的ではあるが，筆者が愛用している文献や辞書を表 3-1 で紹介する．

辞書については，冊子体がよいのか，それとも電子辞書がよいのか，判断が難しいところである．持ち歩くことができて，どこででも使うことができることを目指せば，電子辞書しか考えられない．また最近はウェブ上の電子辞書も活用されるようになってきている．一方，執筆は必ず机の上で，と決めていれば，冊子体には電子辞書にはないよさもある．電子辞書は立項された項目を検索して，その項目しか読むことができない．一方，冊子体ではまわりの項目も目に入るし，なによりもパラパラ読み[21)]をすることもできる．そうすると，予期せぬ記述に出会ったり，面白いことに遭遇したり，その余得は大きい[22)]．

7 文献検索，そもそもは……

本書のもとになる連載を始めてから「しまった！」と感じたことがあった．学会発表や論文執筆はそれの前提となる研究が存在する．そして，ポイントは「研究が完成したので，それでは学会で発表して，論文執筆も考えようか」というのではなく，研究を始めるときから研究の最終段階である学会発表や論文公表を常に念頭に置いておくということである．その点でいうと本書では研究を進めていくうえでの最終段階である学会発表/論文執筆を中心に取り上げているので，結構無理がある．これを補うために第 1 部として「研究の進め方」を置いている．

本章のテーマである「文献検索」も，いざ，学会発表/論文執筆の段階になっ

20) きれいなのは「目」でもよいし，「女の子」でもよい．日焼けした女と解釈することもできる．

21) 辞書にはない言葉だが，雰囲気はおわかりいただけると思う．この，パラパラ読みが不可能なのが，電子辞書だけでなく，電子書籍を含めた電子媒体の致命的な欠陥である．

22) したがって横道にそれて，時間を食ってしまうという問題点もある．

表 3-1 **日本語を書くために参考となる書籍・辞書**

	標題	著者，編者	コメント
日本語執筆指南書	井上ひさしと 141 人の仲間たちの作文教室 新潮社[文庫]，2002	井上ひさし(著)，文学の蔵(編)	今は亡き大作家の綴り方教室の実録.
	〈新版〉日本語の作文技術 朝日新聞出版[文庫]，2015	本多勝一(著)	元新聞記者が執筆した，最も理論的な書籍．ただし，著者の個性により好き嫌いはあると思う.
	〈新版〉実践・日本語の作文技術 朝日新聞出版[文庫]，2019		
	日本語練習帳 岩波書店[新書]，1999	大野晋(著)	演習形式で日本語の上達を図る良書.
	日本語の教室 岩波書店[新書]，2002	大野晋(著)	「日本語練習帳」に対する読者からの質問がもとになっている.
辞書類	広辞苑第 7 版 岩波書店，2018	新村出(編)	辞書の大御所と言えばこれか．ただし古語も含まれており，用例参照には不向き．「広辞苑にはこう書いてある」と言えば，たいていの人は黙る，便利な辞書．「付録」が勉強になる．「右」：南を向いた時，西にあたる方．*2
	明鏡国語辞典第三版*1 大修館書店，2020	北原保雄(編)	他の辞書にはない．少しこった表現があり，面白い．「右」：人体を対称線に沿って二分したとき，心臓のない方.
	新明解国語辞典第八版*1 三省堂，2020	山田忠雄，他(編)	この辞書の語釈は面白い．たとえば「恋」．「右」：アナログ時計の文字盤に向かった時に，一時から五時までの表示のある側.
	岩波国語辞典第八版*1 岩波書店，2019	西尾実，他(編)	スタンダードな辞書．「右」：相対的な位置の一つ．東を向いた時，南の方．また，この辞典を開いて読む時，偶数ページのある側を言う．*2
	類語大辞典 講談社，2002	柴田武，山田進(編)	いずれも，同じ一般用語を続けて使いたくないときに役に立つ.
	日本語シソーラス第 2 版 大修館書店，2016	山口翼(編)	
	日本語 語感の辞典 岩波書店，2010	中村明(著)	会話で使われるのか文章で使われるのか，古いイメージなのか新しい言葉なのか，など引くのではなく，読んでも面白く，参考になる．たとえば，「定時」では「予定の時刻をさし，改まった会話や文章に使われる硬い感じの漢語」とある.

出版年は紹介したものの出版年．たとえば文庫本の場合，種本はもっと以前に出版されたものもある.

＊1 この 3 冊のうちどれか 1 冊があれば，たいていの場合にはこと足りる．「右」の語釈で気に入ったものを選ぶのも 1 つの手.

＊2 同じ出版社なのに使っている方角が異なるところが面白い.

て行うことでは，決してない．研究とはそもそも，「現段階ではわからないことを明らかにする」行為であり，すでに明らかなことを改めて明らかにすることに意味はない[23, 24]．たとえ二番煎じを行うにしても，二番煎じであることを十分に認識したうえで行うべきである[25]．現状を把握するためには文献検索が最もオーソドックスな方法であるが，研究が完了してから行うことではない．とはいえ，研究を進めるにあたってはどこかで行わなくてはならない行為であり[26]，ここで取り上げる．原則は研究開始以前にその領域について「何がわかっていて，どの部分がいまだに不明なのか」を十分に把握したうえで，研究計画を作成する．そのうえで，計画に従って研究を遂行するにはいくばくかの時間を要するので，その間に新たな知見がないかどうかを研究が終了した時点で再度確認し，そのうえで学会発表や論文執筆を始めるのが原則である．

8 日本語の文献検索

医学/保健科学の分野で，日本語の文献データベースといえば医学中央雑誌(医中誌)であろう．以前は冊子体であったが，CD-ROM版から徐々にインターネットに移行し，2002年には冊子体はなくなり，2006年にはCD-ROM

23) たとえばフェルマー予想[a, b, c, n は整数で $n>2$ の場合，$a^n+b^n=c^n$ は成立しない($n=2$ の場合は三平方の定理で，$a=3, b=4, c=5$ の組み合わせなど，多数存在する)]が証明された現在において，このことを知らずに，同じ方法で独立して証明したとしても，世間からは相手にされない．現在の数学界の証明の焦点はリーマン予想だが，これも相当ハードルは高い(ようだ)．

24) 少し誇張しすぎている．第2章で書いたように，医学や保健科学分野の研究のほとんどは経験論的法則を導き出すものであり(☞p16)，ある集団で確認された法則が他の集団でも当てはまるかどうかについての検証は，それなりの意義がある．疫学研究で観察された関連に因果関係があるかどうか判断する際に，「関連の一致性」(複数の疫学研究で一致した関連が観察されている)が1つの視点となるのも，このためである．

25) たとえば，日本全国では一般にいわれていることでも，自分の担当する集団では同様のことが観察されるかどうかはわからない．○○病患者でいわれていることが，自分の病院の受診患者では異なっているかもしれない(これを明らかにすることによって，新たな疾病概念を確立させることができるかもしれない)．このようなことを明らかにする意義は，場合によっては存在する．

26) 研究費申請の際の研究計画書で，まず冒頭に「文献検索による現状把握」というのをときどき見かける．これについては，異なる意見の人もいるとは思うが，筆者の評価は相当低くなる．すなわち，文献検索による現状把握を十分に行ったうえでの研究計画書であるべきであり，場合によっては文献検索によってそれより先の計画がまったく無意味になることさえあるからである．

版もなくなり，web 版の「医中誌 Web」のみとなった.

対象分野は「国内発行の，医学・歯学・薬学・看護学及び関連分野の定期刊行物，のべ約 7,500 誌から収録した約 1,400 万件の論文情報」(医中誌のサイトより)となっており，対象資料としては「日本で発行される，学協会誌・研究会誌，業界誌，商業誌，大学・研究所・病院・学術団体などの紀要，研究報告(対象分野で入手できる定期刊行物はすべて)」(同)となっている．海外発行の雑誌は対象外だが，例外として日本の学会などにより編集されているものは掲載されている[27].

医中誌 Web を利用するには，これを刊行している特定非営利活動法人医学中央雑誌刊行会と利用契約を結ばなければならない．しかし，「全国の医学・薬学・看護学系大学図書館のほぼ 100％で導入されている」(同)とあるように，このような大学などの研究機関内からは普通にアクセスできる[28]．所属機関の図書館が電子ジャーナルなどと契約していると，検索結果から直接，当該論文を閲覧できたりもする．一方，このような組織に所属していなくても，個人契約によってインターネットを介して利用することができる[29]．検索画面ではとにかくキーワードに相当するようなものを入力すると，何らかの結果が出てくる．その下に絞り込み条件として「抄録あり」「原著論文」「看護文献」などが例示されているので，必要に応じてチェックを入れる(図 3-1).

なお，医中誌 Web には「デモ版」が用意されている．検索できる資料が限定されているが，一度試してみると「こんなものか」ということが理解できる.

もう 1 つ，日本語の文献検索データベースとして，JDream Ⅲがある．以前は国立研究開発法人科学技術振興機構が提供する「科学技術情報発信・流通総合システム」(J-STAGE)の一部であったが，現在は独立して(株)ジー・サーチが提供している．J-STAGE はそもそもは電子ジャーナル発行の支援システムであり，雑誌の電子版の管理などを行っている[30].

---

27) 日本小児科学会は和文誌の『日本小児科学会雑誌』と英文誌の『Pediatrics International』を出している．後者はオーストラリアにある Wiley という出版社から刊行されているが，この例外規定によって医中誌に収載されている.

28) 筆者の所属する大学では，事前登録が必要だが，図書館のサイトへの外部からのアクセスができ，インターネットにつながる場所であればどこからでもこれを利用して医中誌の閲覧が可能である.

29) ここで，第 2 章で示した「指導者」＝「共同研究者」が活きてくる(☞ p9)．すなわち，自分が所属する組織では医中誌 Web が利用できなくても，指導者の組織で利用することが可能となる.

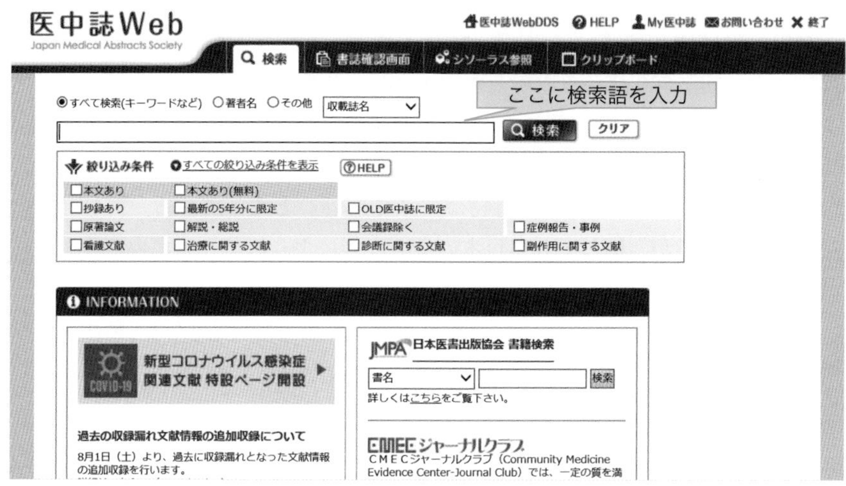

図 3-1　医中誌 Web ホームページ

9　英語の文献検索

本書は日本語での学会発表・論文執筆を対象としている．それなのに，なぜ，外国語の文献検索が必要なのか？　答えは簡単である．研究とは，たとえ一部の地域のみを対象としているものであっても(たとえば，市町村，特定の事業所，特定の学校の特定の学年など)，研究自体は普遍的な法則を求めるものであり，国際的なものである．したがって，国内限定の研究で発表も日本語で行うことを想定していても，対象とする事項について世界でどのような状況であるのかは把握したうえで，研究計画を作成しなければならない．

米国の National Institute of Health(NIH)が運営する US National Library of Medicine が作成しているデータベース Medline を使った検索システムが有名である．Medline も以前は Index Medicus という冊子体で，これが MEDLARS というコンピュータ化されたデータベースに発展し，これを継承して現在に至っている(MEDLARS Online → Medline)．ホームページ[31]には 2000 万件以上の文献が収録されていると記載されている[32]．これを無料で使用できるシステム

30)『Journal of Epidemiology』の電子版も J-STAGE を利用して公開している．創刊号以来すべての掲載論文が pdf ファイルで閲覧できるようになっている(https://www.jstage.jst.go.jp/browse/jea/)．

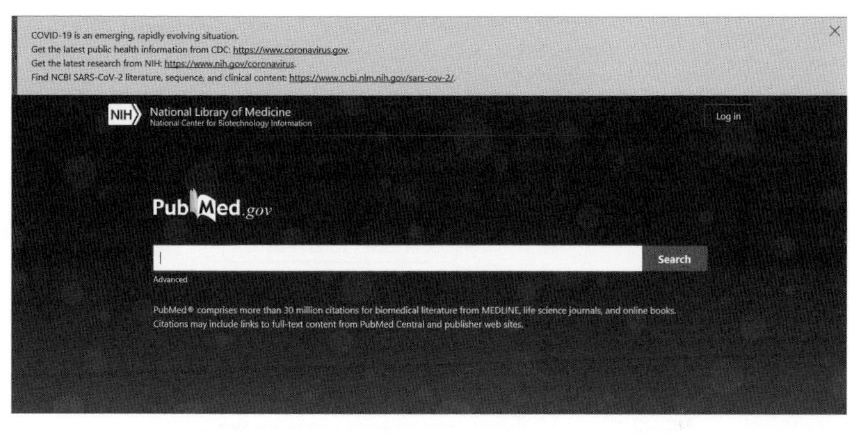

図 3-2　PubMed のホームページ

が PubMed である[33]．いきなりホームページ(図 3-2)のトップに検索語を入れる欄(中央の白いところ)があるので，ここに探したい検索語を入れて“Search”をクリックすると，関連する論文のリストが出てくる(図 3-3)．

ここに出てきているいくつかの用語を説明する．PMID(PubMed Identifier)は登録された論文に PubMed が割り付けた固有の番号である．PubMed の上でしか使用価値はないが，図 3-2 に示した PubMed ホームページの検索語を入れる欄に PMID を入力して「Search」をクリックすると，当該論文に関する情報が出てくる．

PMID と異なり，DOI(Digital Object Identifier)は国際 DOI 財団によって運営される普遍的なものである．雑誌や論文が電子化し，学会や出版社が運営するサイトで公開されている場合，以前であれば事情によって URL が変更に

31) 日本語では，インターネットで開くことができるサイトをすべてホームページと称する傾向があるが，英語の homepage はサイトのトップのページのことを指す．ここではその使い方をしている．

32) ① Medline に収録されている，②インパクトファクター(IF)が付いている，この 2 つの要件をともに満たす雑誌は，国際的に見て，ある程度以上の質の高い雑誌と考えてよい．しかし最近は，比較的新しい雑誌でも掲載されるようになった(ように思える．少なくとも筆者が日本疫学会事務局長として苦労して『Journal of Epidemiology』を収載させた 1990 年代とは状況は異なるようだ)．第 16 章参照(☞ p162)

33) https://pubmed.ncbi.nlm.nih.gov/

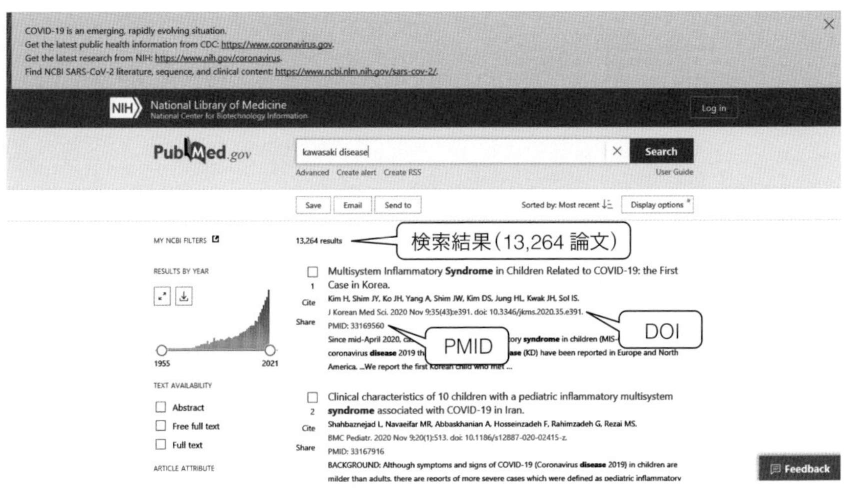

図 3-3 PubMed での"Kawasaki disease"の検索結果

なったらサーバーが変わったりすると，たどり着けなくなるのが通例であった．これを解消するために変更されてもきちんとたどり着くことができるシステムが DOI であり，具体的には「https://doi.org/」に続けて DOI を入れ[34]，これにより検索すると当該論文にたどり着くことができるシステムである．

図 3-4 は筆者がアクセスを利用して作成している川崎病の論文管理システム[35]だが，DOI と PMID を入力している．このように，両者をきちんと把握しておくと後々便利だし，後述(第 17 章)するが，執筆する論文の文献として引用する際に，DOI が割り振られている論文についてはこれの記載を求める雑誌も増えてきた[36]．

34) たとえば「https://doi.org/10.1136/archdischild-2020-319543」．

35) 図の左下の「レコード」の部分を見るとおわかりのように，本稿執筆現在 1 万 4 千弱の論文が登録されている．世界中で刊行されている川崎病に関する論文のほぼすべてを網羅していると思う．これを維持するために毎週 1 回は PubMed，月に 2 回医学中央雑誌(更新が月 2 回のため)で川崎病に関する論文の検索を行い，登録し，論文を取り寄せてすべて pdf ファイルで保存している．研究生活約 40 年の成果である．

36) 日本循環器病予防学会が刊行する『日本循環器病予防学会誌』がそうである．掲載準備中(雑誌に採用されたが，まだ掲載されていない)の論文を引用する際には DOI を記載することを求めている．

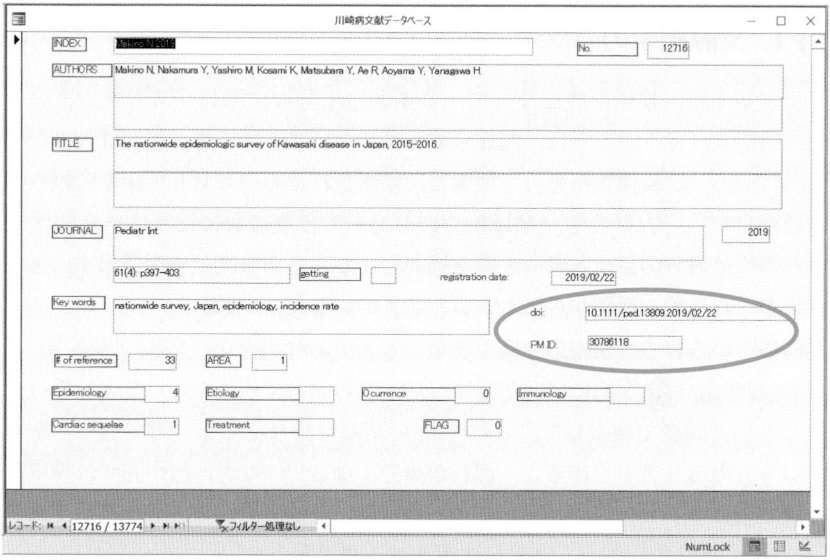

図 3-4　筆者が作成している川崎病に関する論文管理システム（アクセスを利用）

10　究極の文献検索（芋づる式）

これまで紹介したデータベースを用いた文献検索は，いわば正統派の文献検索方法である．これに対して，教科書[37]や自分の研究に関連して所有している文献の中に記載されている「引用文献」を文献として利用する方法が，もう 1 つの文献検索の方法として存在する．この方法は，医学や保健科学の分野ではあまり評価されていないせいだろうか，紹介していない指南書も多い．一方，人文社会系では結構まともに取り上げられていて，芋づる式という名称（ただし，カッコ付きで「芋づる式」が多い）が用いられていることも多い．体系的に文献を収集することはできない[38]が，効率がよいという利点もある[39]．

37）教科書に引用されている文献はそれなりに信頼度が高いと考えてよい．

38）したがって，メタ解析を行うときや，総説を書いたりする際に，「芋づる式を使って」とは，いかない．このようなときには使用したデータベースと検索語を提示する必要がある．

39）引用先の論文に，引用元の論文にどのようなことが記載されているのかが示されていることもある．ただし，これを信用せずに，きちんと引用元の論文を読んで内容を確認することは重要である．

11 文献検索のコツ

まず第 1 に，検索機能を使って，必要かつ十分な文献のリストを一度の手順で手に入れようなどとは，間違っても考えないことである．最初は大きな検索語(たとえば「脳血管疾患」)で検索し，検索されたものに対して徐々に絞り込みをかけ(たとえば「疫学」「地域差」など)，ある程度の数に絞り込めたら[40]そこから後は自分の目で著者や表題を確認しながら必要な文献を選び出す，というのがこれまでの経験から最もよいと考えている．

同様のいろいろな検索語で検索をかけると，漏れが少なくなる．「脳卒中」と「脳血管疾患」は医学的には同じ意味だが，この両者で検索をかけると結果は一致しない．両者で検索して，これを or で結んで少なくとも一方で引っかかっているもののリストを作ると，漏れが少なくなる[41]．なお，医中誌では検索語は統制語にマッピングされ，たとえば「エイズ」で検索をかけても統制語である「AIDS」が牽引されている文献が検索され，結果として「エイズ」or「AIDS」として表示される．

前述の National Library of Medicine では，『Medical Subject Headings(MeSH)』という検索語集を出している(https://meshb.nlm.nih.gov/search)．PubMed を使って検索する場合には，ここで Headings として出てくる単語を使用すると漏れが少なくなる．

12 書籍の検索

論文の検索とは異なり，書籍の検索はキーワードで行うことは，まず不可能である．したがって，書名や著者名で検索することとなる．

40) 検索する事項によっても違うが，筆者の場合は経験的に 100〜200 ぐらいの数になったら，その後は目で確認するようにしている．

41) 筆者が専門としている川崎病は英語では“Kawasaki disease”と“Kawasaki syndrome”の 2 種類の表記がある．これに加えて古典的な名称の“mucocutaneous lymph node sydrome”もいまだに生きている(MeSH 2020 は，今では誰も使わないこの単語を heading としている)．そこで PubMed で漏れがないように検索する際にはこの 3 つで検索し，すべてを or でつながないと完全なものにはならない．もう 1 つの専門のクロイツフェルト・ヤコブ病は“Creutzfeldt-Jakob disease”だが，たまに“Creutzfeldt-Jacob disease”(英語圏の人には Jacob のほうがなじみがある？)という誤記もあるので，やはり 2 つで検索して or でつないでいる．

表 3-2 文献検索などに有用なウェブサイト

<table>
<tr><th colspan="3">ウェブサイト</th><th>備考</th></tr>
<tr><td colspan="2" rowspan="2">文献検索</td><td>医学中央雑誌 https://www.jamas.or.jp/</td><td>一部のデータベース限定のデモ版が利用できる</td></tr>
<tr><td>J-STAGE(科学技術情報発信・流通総合システム)
https://www.jstage.jst.go.jp/browse/-char/ja
PubMed https://pubmed.ncbi.nlm.nih.gov/</td><td>インターネットを介して無料で使用可</td></tr>
<tr><td colspan="2">MeSH
ブラウザー</td><td>Medical Subject Headings(MeSH)の検索
https://www.nlm.nih.gov/mesh/meshhome.html</td><td>MeSH のホームページから入ることができる</td></tr>
<tr><td rowspan="3">書籍検索</td><td>図書館</td><td>国立国会図書館 https://ndlonline.ndl.go.jp/
東京大学附属図書館 https://www.lib.u-tokyo.ac.jp/ja
自治医科大学図書館 https://www.jichi.ac.jp/toshokan/</td><td>インターネットで所蔵書を検索可</td></tr>
<tr><td>書店</td><td>アマゾン https://www.amazon.co.jp/
紀伊國屋書店 https://www.kinokuniya.co.jp/
ジュンク堂書店 http://www.junkudo.co.jp/</td><td></td></tr>
<tr><td>古書店
(連合体)</td><td>日本の古本屋 https://www.kosho.or.jp/
スーパー源氏 https://www.supergenji.jp/</td><td></td></tr>
</table>

ここで取り上げた図書館,書店,古書店組合などは例として挙げているだけで,これらのものが優れているというわけではない.

まずは図書館だが,わが国のすべての出版物の納品が義務づけられている[42]国立国会図書館が最も充実していると考えてよいだろう.多くの大学の図書館は蔵書の検索を一般に開放しており,インターネットで書名や著者名で検索することができる(表 3-2)[43].一般の図書館でも同様のサービスがある.自分の探す書籍が所蔵される図書館が判明したら,それを相互貸借システムで利用できるかどうかを行きつけの図書館で相談してみるとよい.

出版社のサイトでも書籍の検索はできるが,当たり前のことながら自社の書籍しかデータベースに入っていない.したがって,網羅的な検索には,残念ながら不向きである.一方,書店のサイトは出版社が限定されず,網羅的な検索も可能である.多くの場合,インターネットを通じての通信販売を利用して目的の書籍を購入することも可能である.しかし,すでに絶版になったものは入手できず,このような場合には古書店(単独ではなく,連合体を形成してインターネットで情報を公開している)を利用する.

42) 驚くなかれ,電話帳や,通常の書店では見ることができないような(子どもに見せることができないような)出版物も納品され,閲覧することができる.ただし,同館は 18 歳以上でないと入館できない.

43) 表 3-2 では「例」として挙げているだけであり,これらの図書館が「優れている」ということではない.念のため.

13 インターネットのサイトは引用文献にできるか？

ここまでの話は雑誌や書籍など，誌面の資料を念頭に置いてきた．一方で，インターネットの普及により，インターネットからの情報も貴重で，論文の引用資料として使いたくもなる．現状での取り扱いは以下のとおりである．

冊子体が存在せず，ネット上だけの雑誌が存在するが，これは引用文献としては「雑誌」なので問題なく可能である．

そうでない情報について，『日本公衆衛生雑誌』と日本循環器病予防学会の『日本循環器病予防学会誌』では投稿規定で「インターネットのサイトは，他に適切な資料が得られない場合のみ文献として使用してもよい」としている[44]．『公衆衛生』の投稿規定では何も触れられていない(少なくとも，「いけない」という記載はない)．このように，冊子体としての資料が存在しない場合に限り，サイトの引用も認められると考えてよい．換言すれば，冊子体がある場合にはそちらを，ということである[45, 46]．

14 これだけは，やってはいけない

サイエンスの基本は，「自分の目で見たものは正しい」という姿勢である．逆に言うと，「人の言うことは疑え」ということでもある．いかに優れたデータベースであっても，誤りは結構存在する[47]．したがって，データベースの情報をコピペ[48]で利用するのではなく，あくまでもオリジナル(あるいはそのハードコピー)を参照するべきである．また，芋づる式で入手した文献は，これを引用した論文の著者の記述を信用するのではなく，自分で元の文献を確認する

44) 興味深いことに，両者でまったく同じ表現である．一方が他方をパクったのだろう．しかし，非難に値することではないと思う．

45) その背景として冊子体とインターネットの資料としての信頼性の違いがある．わが国では前述の通り，冊子体は法律に基づき，1 部を国立国会図書館に納入する必要があり，そこに行けば閲覧できるが，インターネット上のサイトは管理者が閉鎖すると，消えてなくなる存在でしかないのである．

46) 国民健康・栄養調査の結果をネット上の「政府統計の総合窓口(e-Stat)」で引用している論文を見たことがあるが，ルール違反であろう．それとも，編集委員会も冊子体があることを知らないのかね？

47) 近年は電子媒体で作成するのでそれほど間違いがあるわけではないが，以前の手入力の時代には，筆者が関係する論文で 2 つ，Index Medicus での誤り(入力ミス)を知っている．

必要がある．いずれにしても，データベースや引用元の文章の著者の誤りであっても，これをそのまま使えば，当然のことながら使った人の責任なので，現物，そして自分の目と頭，これ以外は信用しないほうがよい．

学会の抄録と二次資料[49]は引用文献としては(原則として)使用してはならない．前者はあくまでも抄録であり，学会発表の一部であるため，また，論文とは違って編集委員会や査読者の評価を受けていないため，後者は二次資料が誤っている可能性もあるため，と考えている．前者は論文化されたものを(論文が未刊行ならば，「仕方がない」と諦める)，後者は一次資料を引用するべきである．

学会発表・論文執筆デッドセクション

書き言葉だけでなく

最近，話し言葉でも変な日本語が横行している．たとえば，「おはようございま〜す」．「『おはようございます！』とパシッと言えないのか？」と言いたくなる．アクセントもおかしなものが結構ある．それも，素人ならいざ知らず，公共放送である NH○ のニュースでも変なのがある．たとえば「クラブ」(強調の点の部分にアクセント)というのを聞いたときにはびっくりした．ちなみにこの組織は『NH○ 日本語発音アクセント新辞典』を刊行しており，もちろんこれでは「クラブ」(部活動)，またはアクセントなし(踊る場所)である．先日山陽新幹線に乗っていたら，車内アナウンスで「鹿児島中央行きさくら号…」というのがあった．この列車名は植物に由来しているので，当然「さくら」であり，フーテンの寅さんの妹では，断じてない．

48) 言うまでもなく，copy & paste.

49) 『国民衛生の動向』『国民の福祉と介護の動向』などを指す．本文にも書いたように，これらに示されたデータはもとの一次資料があるので，この一次資料を引用するべきである．

第4章

研究の進め方

POINT

1. 初心者が研究を始めるには，本書で学ぶことも重要だが，研究に関する指導者を得ることも重要である．
2. とにかく綿密な計画を立てて，研究をやってみよう．
3. 研究開始前に必要な手続きは忘れずに．
4. 研究が終了したら，速やかに学会発表/論文執筆をする．

本書の目標は，①保健活動を念頭に置いて，②コメディカルスタッフを対象に，③日本語での学会発表や論文執筆を目指す，というものである．本書は指南書であり，指導者の指導を受けることの必要性は第2章で述べたが，これを再度確認したい．

研究は計画に始まり，最後の詰めとして学会発表や論文執筆があるので，そもそも最後の部分のみを取り出して議論しても仕方がない，という考え方があってもよい[1)]．そこで，学会発表や論文執筆の前に，適切な研究の進め方について第2章で述べた．これに加えて研究を実施する前に行っておかなければならないことについて若干の補足を行う．

1 倫理的配慮

第2章でも述べたが，人を対象として実施する研究には倫理的な配慮が求められる(☞p13)．ナチス・ドイツの強制収容所における人体実験や，日本軍の中国大陸での731部隊の人体実験，九州帝国大学での米軍捕虜に対する生体解剖[2)]などは論外としても，治療を装った人体実験まがいのことは近代に

1) というよりも，どちらかというと，このような考え方のほうが正当であろう．

2) 遠藤周作『海と毒薬』参照．ちなみにこの本を原作とした同名の映画は（カラーではなく）白黒だが，前半の手術失敗の場面で血液が噴き出してくる様子が白い液体で表され，ものすごく迫力がある．

なってもよく行われていた．

また，個人情報の取り扱いについても配慮に欠けていた．種々の個人情報を当該個人の同意なく自由に使ったり，その結果を公表する際の配慮に欠けているものも多数存在する[3)]．このあたりのもう少し詳しい話は『基礎から学ぶ楽しい疫学　第4版』の第11章「疫学と倫理」を参照していただきたい．

このような状況のなかで，「何とかしなければ研究ができなくなる」[4)]という研究者の危機感から，まずは学会レベルで倫理指針が作成され，それに引き続き国も指針を規定するようになった．本書の読者が主としてお世話になる指針は，文部科学省・厚生労働省の「人を対象とする医学系研究に関する倫理指針」(2014年制定，2017年一部改正)である[5)]．本書の読者が行うような研究において必要なこの指針の要点をまとめると，①研究を開始する前に研究計画書を倫理審査委員会に提出し，承認を得てから研究を開始する必要があること，②対象者の研究への参加は原則として対象者の参加への同意に基づくことが必要だが，規定された要件を満たした研究であれば同意なしで実施できる場合もあること，③同意の取得方法は文書によるもの(介入や侵襲を伴う研究)から口頭による同意(ただし，その記録は必要)まで研究の内容に応じて異なること，④研究の信頼性の確保のため，研究に利用した試料や情報は研究終了後も一定期間保存しなければならないこと，などであろう．

いずれにしても研究開始前に指針をよく読み，誤った手順を踏まないようにすることが肝要である．第2章でも述べたように，倫理審査委員会の承認が必要な研究であるにもかかわらず承認を得ていない場合には，学会発表や論文投稿が認められない場合も多いし，このような場合に後追い的に倫理審査を求めても倫理審査委員会から拒否される場合がほとんどであろう[6)]．

---

3) 前に紹介した1967年の川崎病の50例の論文(☞ p16)をよく読むと，一部では患者の名前がそのまま出ているところがある．ただ，その当時はそれが当たり前で，現在の視点でこの点の批判は当たらないであろう．

4) 研究対象者への人権への配慮もなかったわけではないが，筆者の感覚ではこちらのほうが主であった．

5) 2021年現在，「ヒトゲノム・遺伝子解析研究に関する倫理指針」と統合する方向で改訂作業中である．

6) 「人を対象とする医学系研究に関する倫理指針」では倫理審査委員会を「研究の実施又は継続の適否その他研究に関し必要な事項について，倫理的及び科学的な観点から調査審議するために設置された合議制の機関」と定義している．この言い回しからは，事後的に研究が倫理的であったか否かを評価する，ということは読み取れない．

なお，第 6 章で書いたように(☞ pp61-63)，論文の「方法」の最後に，倫理審査委員会の承認状況や研究の登録状況(次項)を記載する．

2 研究の登録

最近は，研究の実施にあたって研究の実施自体を登録することも多くなってきた，登録の背景として，publication bias(出版バイアス)がある．一定の仮説のもとに研究を実施しても，陽性の結果(曝露 A と疾病 B の関連が明らかになった，など)が出るとは限らない．そして，陽性の結果であれば研究者は学会発表して論文にする[7]が，陰性の結果だとなかなか発表しない，論文になりにくく，雑誌にも採用されにくい．そうすると，雑誌に掲載された論文の結果だけを見ていると，曝露 A と疾病 B は関連があるというものばかりで，本当は関連がなく，発表や掲載されなかった研究がもっとたくさんあっても，表面的には「関連がある」という誤った結論になる可能性がある(選択バイアス selection bias の一種)．

このようなことを避ける 1 つの方策として，最初に介入試験から始まったが，研究開始以前にこれから実施する研究を登録しておくという制度がある．現在では臨床研究にまで拡大されてきている．登録が必要な研究で事前登録していないものは，論文として雑誌に投稿しても，研究に必要な要件を満たしていないということで，雑誌に掲載されない．登録が必要な研究の論文では，「方法」の最後に登録した機関[8]と登録年月日，登録番号などの必要事項を記載する．

---

7) 新しい事実を発見したことを世間に公表する研究者としての義務，名声欲，次の研究費獲得のための手段など，その誘因はいくつもある．

8) 大学病院医療情報ネットワークセンター(UMIN, https://www.umin.ac.jp/ctr/UMIN-CTR_FAQ.htm)，日本医師会治験促進センター(https://dbcentre3.jmacct.med.or.jp/jmactr/App/JMACTRS01/JMACTRS01.aspx?kbn=4)，医薬品情報データベース(https://www.clinicaltrials.jp/cti-user/common/Top.jsp)などがある．

3 利益相反(COI)

研究は中立な立場で実施される必要があるが，現実は必ずしもそうではない．研究実施者の所属組織の意向[9]，研究費に関するスポンサーの意向，その他研究対象に関連する財政的なつながりなど，さまざまな研究の信頼性を損ないかねない事柄もある．

たとえば，あるサプリメントが健康状態を改善するという結果が広報された場合，この研究を実施したのがこのサプリメントを製造する企業の研究所に属する研究者であれば，公表された結果に関して「本当かしら？」と疑問を抱くのが当然であろう．これは研究者の所属を見れば明白なのでわかりやすいが，同じ研究をこの企業とは無関係の大学の研究者が実施し，ただしこの研究者(あるいは研究者の配偶者)はこの企業の株式を所有していたとすればどうであろうか？　このような場合に利益相反(COI：Conflict of Interest)が発生する．

利益相反が存在する研究を実施してはいけない，といっているわけではない．研究成果の公表の際に当該研究に存在する利益相反をすべて公開し，そのうえで結果を受け取る人(学会の聴衆，論文の読者)に後の判断を委ねる，という考え方である．学会発表などでは開示を求める場合もある．図 4–1，図 4–2[10]に日本川崎病学会での利益相反開示の際のサンプルスライドを示す．また，表 4–1 に『日本公衆衛生雑誌』に論文を投稿する際に申告が求められている項目を示す[11]．

また，最近は国の研究費などで行う研究を実施する場合には所属する組織の利益相反委員会の承認を得てから(あるいは，倫理審査とは異なり，事後でもかまわない場合もある)の実施を求められることもある．この場合には当該研究に関する利益相反に関連する項目 1 つひとつに「あり/なし」を明示して申請するが，実際は委員会では審査をするのではなく，ただ登録しておくだけである[12]．ただし，申請内容と実態とが異なる場合(利益相反に関連する事項があ

9) 大学の教員や研究機関の研究者などは研究の内容に対しての組織からの干渉は少ないが，そうでない人(たとえば，行政機関の職員や民間の研究機関の従業員など)が行う研究にはそれなりの干渉がある．

10) ここに挙がっているような項目は開示する必要がある，と理解できる．

11) 他の項目に比べて「旅費・贈答品」が 5 万円以上と低いのはなぜだろうか？　筆者にもよくわからない．逆に他の項目の申告が必要な金額の下限が低すぎるような気もするのは，筆者とは無関係の世界だからだろうか？

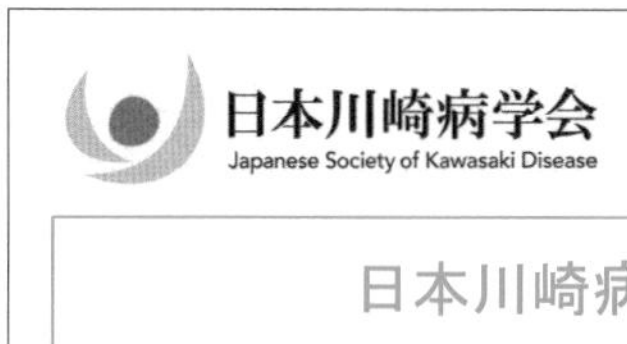

日本川崎病学会

COI 開示

演者氏名:○○ ○○

演題発表内容に関連し，開示すべき
COI関係にある企業などはありません.

図 4-1　日本川崎病学会 COI 開示サンプルスライド(開示すべきものがない場合)

日本川崎病学会
Japanese Society of Kawasaki Disease

COI 開示

演者氏名:○○ ○○

演題発表内容に関連し，開示すべき COI 関係にある企業等

①顧問	○○製薬
②株保有・利益	○○製薬
③特許使用料	なし
④講演料	○○製薬
⑤原稿料	○○製薬
⑥受託研究・共同研究費	○○製薬
⑦奨学寄附金	○○製薬
⑧寄付講座所属	なし
⑨贈答品などの報酬	なし

図 4-2　日本川崎病学会 COI 開示サンプルスライド(開示する必要がある場合)

るのに，申告しなかった場合)には，時には研究者生命を絶たれるような危機的状況にもなるであろう．

---

12) 研究費の出所などであればそれなりに判明するが，企業の株式の保有など，調査のしようがない．

表 4-1 『日本公衆衛生雑誌』へ論文を投稿する際に求められる開示すべき利益相反(COI)

項目	詳細
報酬額	1 つの企業・団体から年間 100 万円以上
株式の利益	1 つの企業から年間 100 万円以上，あるいは当該株式の 5%以上保有
特許使用料	1 つにつき年間 100 万円以上
講演料	1 つの企業・団体から年間合計 50 万円以上
原稿料	1 つの企業・団体から年間合計 50 万円以上
研究費・助成金などの総額	1 つの企業・団体から，医学系研究(共同研究，受託研究，治験など)に対して，申告者が実質的に使途を決定し得る研究契約金で実際に割り当てられた 100 万円以上のものを記載
奨学(奨励)寄付金などの総額	1 つの企業・団体からの奨学寄付金を共有する所属部局(講座，分野あるいは研究室など)に対して，申告者が実質的に使途を決定し得る研究契約金で実際に割り当てられた 100 万円以上のものを記載
企業などが提供する寄付講座	実質的に使途を決定し得る寄付金で実際に割り当てられた 100 万円以上のものを記載
旅費，贈答品などの受領	1 つの企業・団体から年間 5 万円以上

論文投稿の際に，著者全員(共著者を含めて)に開示が求められている．

4 本章の終わりに

研究実施前に綿密な研究計画を作成することはもちろんだが，その他にも踏んでおかなければならない手続きがあることを紹介した．せっかく苦労して実施した研究の成果が無に帰することがないように，必要な手順は踏み外さないようにするべきだし，研究に慣れていない人は最初から指導者の指導を仰ぐことが肝要であることを再度，ここで強調しておく．

学会発表・論文執筆デッドセクション

「国際公衆衛生学会」

残念ながら，このような学会自体が存在しない．したがって，『国際公衆衛生雑誌』なるものも，ない．公衆衛生はいわば実践主体の活動で，これを支えるのが公衆衛生学．この構造は医療と臨床医学の関係と同じだが，公衆衛生の実践は社会環境(制度や法律，経済，文化など)が大きく関与し，臨床医学よりも公衆衛生学のほうが社会科学に近いのも事実である．そのために，たとえば国ごとに活動が大きく異なるため，「日本公衆衛生学会」や“American Public Health Association”は存在しても，国際的に統一した学問の世界にはなりにくいのだと聞いたことがある．しかし，部分的には疫学(国際疫学会，International Epidemiological Association；IEA)などの分野で国際的な学会も存在する．

第 2 部

主要 4 部分の書き方，まとめ方

第5章

「緒言」

POINT

1. 緒言には，①テーマの重要性，②どこまでが明らかになっているのか，③何が明らかではないのか，④そこでこの研究ではどの部分を明らかにしたのか，を順に述べる．
2. Research question を明確にする．
3. 「考察」との対応を念頭に置いておく．

「緒言」べからず集

× 1) 表題と緒言の齟齬
× 2) 研究の現状の認識不足(勉強不足)
× 3) 自慢(これまでの勉強 and/or 自分の研究)
× 4) 不明瞭な表現

本書の第2部(第5〜9章)では，学会発表/論文執筆の中心となる，「緒言」「方法」「結果」「考察」の主要4部分，それに特に「結果」の核となる図表の作成について，解説する．その後にこれらをどのような形で学会発表や論文に活かすかを第3部と第4部で解説する．まずは，「緒言」から．

1 まずは学会発表や論文の構成から

『日本公衆衛生雑誌』の投稿規定では投稿論文の構成を表5-1のように定めている．この中でも中心となるものがローマ数字(Ⅰ〜Ⅳ)が付いていることからもわかるように，「緒言」「(研究)方法」「(研究)結果」「考察」の4つの主要部分である[1)]．そして，学会発表も基本的にはこの4部構成で，この順序で発表していくのが基本となる．まずこのことはしっかりと押さえておく必要がある．

1)「Ⅴ 結論」は「省略も可」とあるように，主要部分ではない．

表 5-1 『日本公衆衛生雑誌』の投稿規定に示された「投稿原稿の構成」

項目	準ずる項目	内容
抄録	要旨，まとめ	目的・方法・結果・結論にわけて，見出しをつけて記載すること＊1．（1,000 字以内）
キーワード		（6 個以内）
Ⅰ　緒言	はじめに，まえがき	研究の背景・目的
Ⅱ　研究方法	方法と対象・材料等	研究・調査・実験・解析に関する手法の記述および資料・材料の集め方
Ⅲ　研究結果	研究成績	研究等の結果・成績
Ⅳ　考察	考察	結果の考察・評価
Ⅴ　結語	おわりに，あとがき	結論（省略も可）
文献		文献の記載は 8.15）＊2 に従う

＊1 構造化抄録（☞ p179 参照）
＊2 本書では省略

なお，学会発表では論文と異なり，各構成の表題（「緒言」「方法」など）を明確に述べるわけではないが，基本的にはこの順序で発表を行う．発表中も，口には出さないが，「今はどこの部分」ということは常に認識しておく必要がある．

2 「緒言」に何を書く（話す）か

『日本公衆衛生雑誌』の投稿規定は「緒言」の内容として「研究の背景・目的」としか記載されておらず，そっけない．これに対して『Journal of Epidemiology』の投稿規定では，「研究の対象を述べ，適切な背景を示し，詳細な文献検索や結果のまとめは避ける」（著者訳）と記載されている．

何度も繰り返しになるが，研究とは「わからないことを明らかにする」行為である．しかしながら，世の中の研究者や当該研究に関連する人たち全員，あるいは投稿しようとする雑誌の読者全員が，「この領域でどこまでわかっていて，どこから先はわからないのか」ということについて精通しているわけではない．ただし，聴衆や読者はいきなり「緒言」を聞いたり読んだりするのではなく，まずは表題（タイトル）を見てから発表を聞いたり本文を読むので，表題で「どのような分野の研究に関する論文（発表）か」ということは承知しているはずである．この前提のもとで，「当該分野で」何がどこまで明らかで，どこから先がわかっていないのか，を読者に理解させるのが「緒言」のまず第１の目的である．

そしてその後に，この研究は，わからないことのどの部分を明らかにするものなのか，を明確にする．

3 では，具体的には

実は，どのように書いたらよいのか，という公式めいたものはない．しかし一例として，①表題に挙げたテーマの重要性，②どこまでが明らかになっているのか，③何が明らかではないのか，④そこでこの研究ではどの部分を明らかにしたのか，の順で記載していくのが 1 つの方法である．見本を使って説明しよう．

下記は，2010 年に『日本公衆衛生雑誌』に掲載された「栃木県における自殺の実態：2007 年，2008 年の警察データの解析」という論文[2] の「緒言」全体である．なお，本文の脚注番号と，引用文中の引用文献番号が混乱しないように，引用文中の引用文献番号はオリジナルの 1）を（1）に変更している．

例 1986 年をピーク（25,667 人）とした 1980 年代のわが国の自殺死亡の上昇はその後低下し，1997 年までは年間約 2 万人で推移していた．しかし，1998 年に 3 万人を超え，その後も毎年 3 万人前後で推移している(1, 2)．このような自殺死亡者の急増を背景に，2006 年には自殺対策基本法が制定され，官民挙げての自殺対策に取り組む気運が高まっている．

自殺対策のみならず，すべての健康状態に関する施策を実施する際に，まず実態の正確な把握を行うことはいうまでもない．わが国における国が作成する統計で，自殺についての記載があるものとして，厚生労働省の人口動態統計と，警察庁の統計(3)がある(4, 5)．前者については詳細な観察結果が散見される(1, 6～12)が，後者については疫学データとして使用する機会が少なく，報告も数が少ない(13, 14)のが現状である．

今回我々は，栃木県警察本部の協力を得て，2007 年，2008 年の 2 年間における栃木県の自殺に関するデータを集計解析する機会を得た．本稿ではその結果を報告すると共に，あわせて自殺に関する警察データの利点と問題点を検討した上でその有用性を提示し，これらのデータを用いた栃木県における自殺対策における視点を明らかにした．

ご覧のとおり，上記「緒言」は 3 つの段落から構成されている．最初の段落

2) 中村好一，他．日本公衆衛生雑誌 2010；57(9)：807-815.

では1998年以降の全国での自殺死亡者数毎年約3万人[3)]，これを受けて自殺対策基本法が制定された，という事実が記載されている．これによって直接は記載していないが，この段階で，自殺についてはわが国の重要な公衆衛生の課題の1つであることを示している．

次の段落では，まず，対策には現状把握が重要，という当たり前のことを確認し，そのうえで自殺の現状を知るための統計について，国が出しているものが2種類あることを示している．そして人口動態統計については，相当数の研究で取り上げられているのに対して，警察の統計を利用した研究の数は少ない[4)]ことを，文献を引用して示している．

そして最後の段落で，栃木県の警察データを利用できる機会を得た[5)]ので，その集計解析結果をこの論文で公表するとともに，その他の検討も行ったことが示されている．

自画自賛になってしまうのだが，この緒言は結構よく書けていると思う．まず第1に短く，余計なことをダラダラと書いていない．第2に論文の表題とマッチしている．第3に他の論文を適宜引用して，現状と課題を紹介し，本研究の意義を読者に提示している．第4に大きな話(日本全国の自殺)から特異的な話(栃木県の自殺)への流れができている．

もっと総論的に書くと，「緒言」は3つの部分(3段落と換言してもよい)から構成される．まず，大きな現状や課題を示し，次に細かな論点を提示し，最後にそこで当該論文で何を明らかにするのか，ということを示す．もちろん，これに枝葉が付いてもかまわない[6)]が，基本的にはこの3つの論点がきちんと示されないと，読者の興味を引くことはできない．

---

3) 引用文にもあるように，わが国の自殺に関する国の統計は，人口動態統計と警察の統計の2種類がある．2019年の自殺死亡者数は，警察庁の統計では20,169人，人口動態統計では19,425人であった．2つの統計の数値が一致しない点については，国の自殺白書のコラムなどで取り上げられているものの，完全に説明できる理由とはなっていない(と思う)．交通事故による死亡者数も人口動態統計と警察の統計で異なるが，後者は「事故後24時間以内の死亡」という定義になっているので，両者の違いの一部を説明する明確な理由がここに存在する．

4) 大きな理由の1つとして考えられるのが，住所地別ではなく，自殺を担当した警察別になっていることがある．たとえば東京都の住人が栃木県に来て自殺した場合，東京都の自殺ではなく，栃木県の自殺として計上される．人口動態統計では当然のことながら，住所地で計上されている．

5) 栃木県自殺対策連絡協議会の会長であったということも，機会を得た一因となっていた．

6) しかし，枝葉が多くなりすぎると，幹が見えなくなる．

4 Research question

よい日本語がないが，research question を「解くべき課題」と日本語表記した(☞ p10)．Study question ということもある．要するに，当該研究で明らかにしようとすることである．これは直接記載することもあるし，間接的に読者に理解させてもよい[7)]．たとえば，前節で紹介した研究の research question は「警察データを用いた栃木県の自殺の実態解明」である．

Research question は具体的に示すべきである．また，この research question を明らかにすることの意義を「緒言」に明記する必要がある．たとえば，「A と B の関連を高齢者で明らかにする」という research question の場合，①成人では関係はすでに明らかである，②一方で高齢者では関連の有無がわかっていない，③高齢者で関連があることがわかれば，斯斯然然(かくかくしかじか)の形で住民の公衆衛生の向上に役立つ，ということが明らかであれば，多くの場合，この研究は意義深いということになるだろう．逆に，成人でも関連が明らかでない場合に，高齢者だけを対象とする明確な理由[8)]がないと，「なぜ，高齢者だけを対象とするのか？」という疑問が出てくる[9)]．

いずれにしても research question を明確にし，これを取り上げる意義を読者に理解させるのは，「緒言」の大きな役割である．

なお，学会発表の際に「本研究の research question は……」と述べたり，論文の緒言に同様の記載をするのは，research question の明確化という意義はあるが，エレガントではない．このように言わ(書か)なくても聴衆や読者に research question が明確に伝わるようにするのがよい．

5 「緒言」べからず集

思いつくままに例を挙げて説明しよう．

7) ただし，表現が悪くて誤解を招いたとすれば，それは著者の責任である．

8) たとえば，成人では両者の関係が明らかになっても，役に立たない，ということを論理的に説明できれば OK である．

9) 「高齢者施設をフィールドにもっている」というのも理由になるが，これでは研究や論文としてのインパクトが弱い．

× 1) 表題との齟齬

表題が「AとBの関連の男女差」という論文を査読した[10)]．この表題を見ると，「AとBは関連しているが，関連の度合いが男女で異なることが推察され，これをこの研究で明らかにしたのだろう」と推測するのは普通の感覚だと思う．ところが「緒言」では「AとBの関連の有無はいまだに明確ではなく…」とあり，「いったい何なの？」という感を抱いた．もっともこれは「緒言」の問題ではなく，研究に対する考え方の問題であり，両者の関連の有無が明らかでないのであれば，まずこれを確認するのが先で，その次に性差を観察するのが順序であろう[11, 12)]．

× 2) 研究の現状の認識不足

これもある雑誌に投稿された論文の査読をしていたときのことである．「緒言」でその分野の研究の進捗状況を説明しているのだが，重要な研究が欠落していることに気づいた．これも研究以前の問題かもしれないが，論文執筆に対する著者の誠意が疑われることになる．研究開始(あるいは発想)時点では十分な文献検索を行い(☞第３章)，世の中の研究の進み具合を十分把握したうえで研究を開始したとしても，論文執筆までの間に新たな成果が他の研究者から報告されることもあるため，文献検索は論文執筆時点で再度行うべきである．また，日頃から学会などに積極的に参加したり，関係する雑誌に目を通すなど，情報収集を怠らないことも大切である．

× 3)「自分はこんなに勉強したぞ！」ということを示す

確かに「緒言」ではその分野の研究の進捗状況を提示しなければならない．その場合に，当然のことながら引用文献で示す必要がある．しかしながらこれも程度もので，なかには「自分はこんなにたくさんの論文を読んで勉強したんだぞ！」ということを誇示するような「緒言」もある．ひどいものになると，先行

10) 特に学会が刊行する学術誌では，投稿された論文をその分野に詳しい研究者に評価させる制度を採用していることがほとんどである．これを査読という(☞ p186)．

11) 研究とは，まず大きなところ(AとBの関連)から入っていき，これが明らかになると次のステップとして細かなところ(関連の性差や年齢差)に進み，これが明らかになるとさらに細かなところ(性差が年齢によって異なるか否か)に進んでいくものである．いきなり細部を明らかにするものではない．

12) 関連がないとすれば，その性差を観察する意義はあるのだろうか？　了解不能である．

研究の内容に関する自分の見解を展開しているものもある[13)]．そのために引用文献の数も多くなる[14)]．あくまでも「緒言」では，現在までの研究の進捗状況を示したうえで，当該研究の意義を示すものである[15)]，ということを忘れないようにしよう[16)]．

× 4)「自分はこんなに研究をしてきたんだぞ！」と，ひけらかす

自分の論文を数多く引用して，これまで研究してきたことをひけらかすような「緒言」も見かけるが，あまり格好いいものではない．

× 5) 結局は何が言いたいのかがわからない

繰り返しになるが，「緒言」の目的は当該研究の意義を読者に示すこと，これに尽きる．したがって，長く書けば意義が通じるというものではない．むしろ，長くなるほど，結局は何が言いたいのかがぼやけてきて，意味不明な「緒言」となる．先の見本のように，①現在までの研究の進捗状況，②残された課題や問題点，③そこでこの研究では何を明らかにするのか，という３段落構成を基本とするべきであろう[17)]．

6 「考察」との関係

４部構成の論文の最後の部分の「考察」と，「緒言」の部分は，一部重なる内容も出てくる．すなわち，「緒言」ではこれまでのこの研究領域での進捗状況を述べたうえで，この研究の意義を読者に理解させることを目的としている．後ほ

13) もちろん，先行研究の問題点を指摘して，その問題点を解決するのがこの研究である，というのであれば，当然必要な記載となる．しかしながら，当該研究とほとんど関係ないところでこのようなことを，しかも「緒言」で議論しても仕方がない．やるとしても「考察」においてであろう．

14) それまでの研究の進捗状況をまとめた総説を引用文献として活用することを考えたほうがよい．

15) ①これまでの研究の進捗状況や学問の世界での状況の提示，②当該研究の意義，のどちらが大切か，という比較であれば，「緒言」においては間違いなく（しかも圧倒的に），②である．

16) 学会で，発表時間の半分ぐらい（あるいはそれ以上？）をこれに費やすのを聞いたことがあるが，はっきり言って，馬鹿じゃなかろうか，と思う．

17) もちろん，例外もあってよい．しかし，原則をふまえたうえでの例外と，原則がわからない状態での勝手気ままは，まったく意味が異なる．

ど第 8 章で説明するが，「考察」の一部では当該研究で得られた結果と，これまでの先行研究で得られた結果の比較を行う必要がある．そうするといずれの部分でも「先行研究のまとめ」という記述内容が出てくる．

これをどのように整理するか，という点はなかなか難しい．しかしながら，筆者は「考察にもっていくことができるものは考察へ」ということを基本としている．「緒言」はまだ論文の本体の部分が始まる前の部分である[18]．ここで長々と「研究 A の結果は……で，研究 B の結果は……で，……」と書き(述べ)続けると，聴衆や読者としてはイライラ感(早く本題に入らんかい！)とか，諦め感(この演題や論文はこれくらいにして，他の会場に行ったり，同じ雑誌に掲載された別の論文に移ろうか)などが出てくる可能性がある．このようなことを避けるために，議論したいことは「考察」に後回しにして，「緒言」では簡潔に当該領域の現状を紹介して，この研究の意義を明らかにすることに努めたほうがよいと考える．

ただし，このような調整は主要 4 部分全体が完成してから，推敲の段階で考えればよいのかもしれない．筆者の流儀は「方法」と「結果」を書いた後で，「緒言」と「考察」を書くので，前述の原則を頭の隅に置いたうえで，同時進行で「緒言」と「考察」を書いていけば，おのずと課題はクリアできるようにも思える．

---

18) オペラでいうなら序曲/前奏曲.

第6章

「方法」

POINT

1. 「方法」は研究の再現性を保証する部分である.
2. そのためには 5W1H を中心に記載する.
3. 倫理審査委員会の承認や研究の登録なども方法に記載する.
4. 計測単位は最終的には投稿規定に従うが，基本的には SI units を用いる.

「方法」べからず集

× 1) 研究の再現性を保証しない「方法」は，「方法」ではない
× 2) 5W1H を意識しない「方法」は用いない
× 3) 「方法」に記載が必要な，あらかじめ行っておかなければならないことを，怠らない

本章では主要 4 部分の 2 番目，「方法」について.

1　科学と非科学を分けるもの：再現性

医学/保健科学の学会発表や論文は，いまさら言うまでもないが，科学に関する発表であり，科学論文である．一方で，テレビや週刊誌，ネットなどでは「超自然現象」的なものを取り上げることがあるが，これは科学ではない．では，科学と非科学の境界は何か？　それは再現性(repeatability)である[1]．すなわち，再現性がある場合が科学，「全員の気持ちが集中していないので現象は起こりません」などといって，結局は再現性がないのが非科学である[2].

1) 人文社会系の論文も科学論文であるが，そこでは再現性ではなく，反証可能性(falsifiability)が求められる.
2) 「似而非科学(えせひかがく)」という言葉もある．ホメオパシー，血液型による性格判断などを，ここではあえて例示しておこう.

では，通常の医学/保健科学の論文で提示する研究方法を完全に再現できるか？　答えは「否」である．動物実験や試験管内の実験(*in vitro*)では，まったく同じ条件で実験を再現できることもある[3)]．しかしながら人間を対象とした研究では，まったく同じ条件で観察を再現することは不可能である．同じ対象者を観察したとしても，以前に行った研究の影響が残っている可能性もあるし，以前の研究から経過した時間だけ齢[4)]を重ねている．

だからといって，再現性をいい加減にしてもよい，というわけではない．「その気になれば同じ研究ができる」という考え程度がよいと思う[5)]．そして，今回のテーマである「方法」は，研究の再現性を担保する重要なパートであり，逆に言うと，研究の再現性を示す「方法」の書き方が求められるのである．

2　では，どのように書くか

例によって『日本公衆衛生雑誌』の投稿規定を見ると「研究・調査・実験・解析に関する手法の記述および資料・材料の集め方」と，そっけない．『Journal of Epidemiology』の投稿規定には，「研究の再現を可能とするための十分な詳細を提供する」(著者訳)と記載され，この後に「統計分析の方法もこの部分に含まれる」という記載がある．これらは後ほど説明する．

3　具体的には

5W1Hという言葉がある．広辞苑(第7版)では「ご-ダブリュー-いち-エッチ【5W1H】」で立項されていて，「(when, where, who, what, why, howの頭文字から)いつ，どこで，誰が，何を，なぜ，どのように行なったかという，報道や報告を構成する基本要素」とされている[6)]．なかなか絶妙な表現であり，特に「報告を構成する基本要素」というところがよい．すなわち，学会発表や論文はある種の報告だし，「方法」における5W1Hがきちんとしていれば，再現性は

3) 動物実験でも，まったく同じ対象に対して同じことを行うことはできないが，人間と違って，遺伝的背景を同一にすることぐらいは可能である．

4) 本文とは直接は関係ないが，英語のageは「年齢」ではなく，「齢」である．Ageの単位として，yearだけではなく，monthやdayもある．

5) タイムマシンがあれば他の人でもまったく同じ研究ができますよ，ということであろうか？

表 6-1 「方法」における 5W1H

When	いつ？	研究を行った時期，研究の対象期間
Where	どこで？	研究のフィールド
Who	誰に？	対象者（標的集団，調査対象集団）
What	何を？	研究の詳細
Why	なぜ？	対象者の選択理由など
How	どのようにして？	情報収集の手段，測定方法など

ある程度保証されていると考えてよい．

表 6-1 に学会発表や研究論文における「方法」での 5W1H を整理したが，もう少し具体的に説明しよう．

4 When

When（いつ）は，研究の対象期間や実際に研究を実施した時期のことである．対象期間と研究実施時期は異なる．たとえば，第 25 回川崎病全国調査は 2017 年，2018 年の 2 年間の患者を対象として，2019 年に実施した[7〜9]．

5 Where

Where（どこで）は，研究を実施した場所である．これは次の who とも関連するが，研究のフィールドである．しかし，ひとくちに研究のフィールドといっ

6) 以前から気になっているが，筆者が住む栃木の N〇K のローカル放送のニュースや地元紙の〇野新聞の記事で，いつ（when）というのが明らかでないものが目につく．埋め草（時間や紙面が埋まらないときに使う，ためておいた素材のことを指す業界用語）であるということを目立たせたくない，というのはわかるが，「それでは，ニュースとしての基本である『いつ』というのを外したものを，ニュースと呼ぶのですか？」と問いたい．ちなみに地元紙の下〇新聞でよく見かける表現は，「〇〇がこのたび，実施された」といった類のものである．

7) Ae R, et al. J Pediatr 2020；225：23-29. e2.（doi：10.1016/j.jpeds.2020.05.034）

8) 調査では，「過去 2 年間に受診した新発生の患者について報告して下さい」とお願いしているので，当該 2 年間が終了しないと研究を進めることはできない．「患者が発生するたびに 1 例ずつ報告して下さい」という形式であれば，観察期間と研究実施期間が一致する．

9) 対象期間と実際に研究を実施した（＝情報収集を行った）時期が相当期間離れていると，集めた情報の妥当性（真実を表しているかどうか）に問題が生じてくる可能性がある．

ても，さまざまなものがある．研究対象者の背景となるフィールド(○○町の住民が対象であれば○○町，△△株式会社××工場の従業員が対象であれば××工場，☆☆病院を受診した◎◎病患者が対象であれば☆☆病院)，測定を行った場所(□□大学◇◇研究室)，解析を行った場所など，1つの研究でもさまざまな種類のフィールドが存在する．これらをすべて明示することが，結果の再現性につながる．

しかしながら，学会発表を聞いたり論文を読んでいると，対象者を選択するもととなったフィールドを匿名化しているものもある(たとえば「東京都某市」「首都圏にある某病院」など)．住民や患者にとってセンシティブなデータ[10)]に関する研究であればいざ知らず[11)]，匿名化する理由が理解できない発表や論文も多い[12)]．たとえ匿名化しなければならない場合でも，フィールドの特性(地域であれば市町村の人口規模や産業構造，高齢化率など，事業場であれば業種や規模，従業員の構成[年齢分布や性比]など)，医療機関であれば医療機関の特性(急性期の病院なのか慢性期なのか)，診療圏などを明らかにするべきであろう[13)]．

6 Who

Who(誰に)は，whereと関連すると前述したとおり，対象者である．フィールド内の一部の人に対象者を絞る(性別や年齢，職種など)場合には，これが当該研究のresearch question[14)]と合致していれば問題ない[15)]が，そうでない場合

10) たとえば性感染症(STD)の有病率が明らかになる研究など．

11) それであっても，個人情報を公開するのではないので，研究対象地域の匿名化は学会発表や学術論文においては極力避けるべきだと筆者は考える．

12) なかには自治体の職員も共著者になっていて，当然，その職員の自治体がフィールドになっているとしか考えざるをえないような論文で，フィールドを匿名化しているものもある．対象者が読めば「自分が対象となった研究」とわかるので，匿名化自体の意義がよくわからない．単なる責任逃れなのだろうか？

13) ここで詳細なデータを公開すると，対象フィールドが容易に推測できるようになる．しかし，だからといってこのような情報を読者に提供しないと，「再現性」のみならず，結果の解釈においても不都合な問題が生じる．やはりフィールドの匿名化は，公衆衛生関係の論文では極力避けるべきであろう．

14) 前章参照(☞ p50)．

15) たとえば，research questionが「X市における高齢者のAとBの関連を明らかにする」という場合，「X市の65歳以上の住民を対象とした」ということであれば，違和感はない．

には問題が生じる[16]．このような場合には，論文執筆段階では research question を対象者に合ったものに変更するしか対処法がないだろう[17]．

第2章で述べた標的集団，観察対象集団，観察集団の詳細を示すことも，who に該当する，たとえば，「A町の40歳代男の血圧の分布を明らかにする」というのが research question であれば，標的集団はA町の40歳代男である．実際の研究では，①標的集団全員の血圧を測定する（全数調査）か，または②標的集団から一部の人を抽出して血圧測定を行う（標本調査）のどちらかの方法が採用され，実際に血圧測定する人たち（観察対象集団）を決定する[18]．どちらの方法を採用したのか，そして標本調査の場合には観察対象集団の抽出方法[19]を記載する．

参加拒否者を除いた実際の参加者である観察集団の人数などや参加率も論文に記載しなければならないが，必ずしも「方法」ではなく，「結果」に記載することもよくある[20]．

7 What

What（何を）は，実際に何を観察したかということになる．最後の how と関連しているので，そちらで詳細に述べる．

なお，解析に用いた統計ソフト[21]も what に入る．実際の記載の順序としては，「方法」の最後のほう（後述の倫理的な問題の記載の前）になる．

16)「X市住民でAとBの関連を明らかにする」という research question で，対象を65歳以上に絞ると，変でしょう．

17) 研究計画段階であれば，research question に合致した対象者の選択を行うという変更が可能であるが…．

18) 全数調査では target population＝study population.

19) 当然のことながら，無作為抽出でなければ，研究計画段階から偏り（バイアス）を含んだ研究となる．40歳代男の血圧の分布を明らかにする研究で，データを集めやすいという理由で市町村での特定健康診査の結果を利用したら，①国民健康保険の被保険者で，②特定健康診査を受診した者，という二重の偏りが発生する．無作為抽出であっても，①個人単位の無作為抽出，②地区を無作為抽出し，選ばれた地区からさらに個人を無作為抽出する（層化2段抽出），③地区を無作為抽出し，その地区の全員を対象とする，などいろいろな方法があるので，単に「無作為抽出した」という表現では不十分である．

20) 実際に研究を実施した結果として観察集団が決定するので，筆者は基本的には「方法」ではなく「結果」に記載することにしている．「方法」は「研究計画段階で書けるもの」というこだわりがある．

21) SAS，SPSS，R などが有名．

8 Why

Why(なぜ)は,「なぜ, この研究を行ったのか」ではない[22]. なぜ, 当該研究の対象, 方法などを選択したのか, ということになる. しかしながらこれらについては「方法」で明確に述べなくても, おのずと読者にわかることも多いし,「考察」で議論することもある.

9 How

How(どのようにして). ある意味で, 研究の再現性の基本はここにある. したがって, 前述の what にも関連するのだが, 何をどのような方法で観察したのか, ということは, 論文の読者が同じ研究を行うことができるように, 詳細に記載しなければならない.

受動喫煙に関する研究を例に挙げよう. 対象者個人の受動喫煙の程度を評価する場合, 主観的な方法として, ①調査票を用いて対象者本人に尋ねるという方法の他に, 客観的な方法として, ②血中や尿中のニコチン濃度の測定, ③ニコチンの代謝物であるコチニン濃度の測定(血中, 尿中), ④呼気中の一酸化炭素濃度の測定, ⑤家庭や職場での環境測定, など種々の方法がある. このうちのどれを採用したのかは当然のことながら記載しなければならない. 加えて, ①だと(a)誰に尋ねたのか(本人では正直に答えないかもしれないので, 家族に尋ねることもあってもよいだろう), (b)自記式調査なのか面接調査なのか, (c)面接調査の場合には面接者の特性(職種など), (d)用いた質問[23], など再現性を保証するために記載しなければならないことは数多くある[24]. 客観的な方法においても, (a)計測した機関や機器, 試薬など, (b)いつ計測したのか[25], (c)誰が計測したのか, (d)精度管理をどのようにして行ったのか, などを明確にしなければならない.

いずれにしても, ここの部分は再現性を保証するという意味で, きわめて重要である. 過去に行われた研究などで使用された方法をそのまま採用するので

22) これは当該研究の意義として,「緒言」で明示するべきことである.

23) 調査票をすべて論文に掲載するのが理想的だが, これだと論文の分量が増えて, 編集委員会からは基本的には嫌われる. 調査票をインターネットの自分のサイトで公開し, そのURLを論文中に出す, ということもあってもよいと思う. 最近では supplemental data として冊子体の論文とは別にインターネットのサイトで公開する例も増えてきた.

あれば，適切に文献を引用して，過不足のないように記載しよう．

10 PECO

臨床研究の世界では PECO（ペコ）という言葉がある，patient（患者），exposure（曝露）[26)]，comparison（対照），outcome（帰結）の頭文字をつなげたもので，たとえば自分の患者に対して適切な根拠（evidence）としての論文を検索するような場合に，整理のために使用したりする．逆に言うと，自分の論文でこの 4 項目が明確になるように記載しなければならない，と考えてもよいだろう．

たとえば，

P：A 市の 65 歳以上の高齢者
E：保健師の家庭訪問による介護予防事業
C：このような事業を行っていない隣の B 市の 65 歳以上の高齢者
O：5 年間に新たな要介護認定を受けた者の割合

といったところである．保健活動に関する調査/研究がすべてこのような形に納まるとは思わないが，1 つの参考にはなるだろう．

24) 調査票を用いて調査を行う場合に，自分で質問を考えようとしないほうがよい．まず，過去の研究や調査などから利用できるものをそのまま利用する（パクる）ことを検討する．理由として，①考えなくて済む（理由として最も大きい），②よくできている（特に国が行っている調査などの場合），③過去のデータと比較可能性がある，などがあるが，①は前面に出してはいけない．通常，過去の研究・調査のものをそのまま利用した場合の理由は，③を採用し，実際に過去のデータと比較を行うのであれば「考察」で議論する．なお，調査票によっては作成者が明確に著作権を主張しているものもあり（たとえば，SF-36®；MOS 36-item Short Form Health Survey, CMI；Cornell Medical Index など），このような場合には必要な手続きを取ったうえで使用する．国が実施している調査については，基本的に自由に使えると考えてよい．なお，パクった調査票をあたかも自分で作成したかのように記載すると，必ず後で問題が生じる．「偶然に一致した」と主張しても，それでは「事前の調査（文献検索）が不足していた」という批判は免れない．

25) 職場での受動喫煙が重要であれば，測定したのが勤務日か（それも，勤務時間前か，時間後か）休日かはきわめて大きな問題である．

26) この部分を intervention（介入）として，PICO と称することもある，観察研究ではやはり E であろうか．

11 計測単位

以上が「方法」の要点であり，以降はおまけ的な部分について説明する．まずは計測単位について．

SI unit（Système International d'unités）[27] は日本語では「国際単位系」と表現され，表 6-2 に示すように基本単位と組立単位，これに接頭語（1/1,000 を表す m［ミリ］など）から構成される．現実問題としては SI unit で表記するのが望ましいが，必ずしも厳密に守られているわけではない．たとえば濃度は mol/m^3 であるが，血糖値は通常 g/dL[28, 29] で表記される．エネルギー量[30] は J（ジュール）だが，kcal（キロカロリー）で表記されるほうがわかりやすいかもしれない．どのような使用がなされているかは，投稿しようとする雑誌の最近の論文を読んで，それに合わせるとよい．

12 倫理問題

第 4 章で述べたように，一部の例外的な研究を除いて，学会発表や論文執筆の前の，研究開始のさらに前の，研究計画段階で研究計画に対して倫理審査委員会の承認を得ておかなければならない（☞ p39）．そしてそのことは「方法」の，通常は最後で記載しなければならない．『日本公衆衛生雑誌』の投稿規定では，「投稿原稿の内容が倫理的配慮を必要とする場合は，必ず『方法』の項に倫理的配慮や研究対象者への配慮をどのように行ったかを記載すること．なお，ヒトを対象とした研究ではヘルシンキ宣言ならびに文部科学省・厚生労働省『人を対象とする医学系研究に関する倫理指針』あるいは他の適切な倫理指針に従うこと．動物を対象とした研究では，実験が実施された組織における動物実験に係わるガイドラインに則した研究であることが求められる．倫理審査委員

27）フランス語なのは，メートル法がフランスの発案によるという歴史的背景がある．

28）容積の単位であるリットルの表記として「l」（小文字）と「L」（大文字）がある．他の例から見て小文字が正当だが，数字の 1 と間違わないように，大文字を使用することもよくある．筆者も大文字のほうが好きである．なお，L の前の d は 1/10 を表す接頭語である．

29）日本糖尿病学会の糖代謝異常の判定基準値は空腹時血糖 126 mg/dL 以上だが，これは元々 7.0 mol/m^3 であるものを「わかりにくい」「一般的でない」ということで換算してこのような（中途半端な）値となっている．

30）「摂取熱量」「摂取エネルギー量」であって，「摂取カロリー」は誤った表現である．カロリーはあくまでも単位．

表6-2 国際単位系(SI)

	量	名称	記号	他のSI単位による表記	SI基本単位による表記
基本単位	時間	秒	s		
	長さ	メートル	m		
	質量	キログラム	kg		
	電流	アンペア	A		
	熱力学温度	ケルビン	K		
	物質量	モル	mol		
	光度	カンデラ	cd		
組立単位(例)	面積	平方メートル	m^2		
	体積	立方メートル	m^3		
	速さ・速度	メートル毎秒	m/s		
	加速度	メートル毎秒毎秒	m/s^2		
	密度・質量密度	キログラム毎立方メートル	kg/m^3		
	量濃度・濃度	モル毎立方メートル	mol/m^3		
	質量濃度	キログラム毎立方メートル	kg/m^3		
	周波数	ヘルツ	Hz		s^{-1}
	力	ニュートン	N		$m \cdot kg \cdot s^{-2}$
	圧力・応力	パスカル	Pa	N/m^2	$m^{-1} \cdot kg \cdot s^{-2}$
	エネルギーなど＊1	ジュール	J	N・m	$m^2 \cdot kg \cdot s^{-2}$
	仕事率など＊2	ワット	W	J/s	$m^2 \cdot kg \cdot s^{-3}$
	光束	ルーメン	lm	cd・sr	$cd \cdot m^2/m^2=cd$
	照度	ルクス	lx	lm/m^2	$m^{-2} \cdot cd$
	放射性核種の放射能	ベクレル	Bq		s^{-1}
	吸収線量など＊3	グレイ	Gy	J/kg	$m^2 \cdot s^{-2}$
	線量当量など＊4	シーベルト	Sv	J/kg	$m^2 \cdot s^{-2}$
	酵素活性	カタール	kat		$s^{-1} \cdot mol$

組立単位は医学/保健科学で使用することが多いものを例として取り上げた.

＊1 エネルギー・仕事・熱量

＊2 仕事率・工率・放射束

＊3 吸収線量・比エネルギー分与・カーマ

＊4 線量当量・周辺線量当量・方向性線量当量・個人線量当量

会の承認を得て実施した研究は，承認した倫理審査委員会の名称および承認年月日を本文中(方法)に記載する」とされている，これらは研究計画段階で問題となることであり，繰り返しになるが倫理審査が必要な研究においては，事前に倫理審査委員会の承認を得てから研究に着手する必要がある．そして，論文執筆にあたっては「方法」の最後で，当該研究の実施を承認した倫理審査委員会の具体的な名称，承認年月日，承認番号などを記載しておく[31]．

13 研究の登録

これも第4章で述べたが，出版バイアス(publication bias)対策として，研究の事前登録が必要な場合がある(☞ p40)．登録が必要な研究の論文では，「方法」の最後に登録した機関と登録年月日，登録番号などの必要事項を記載する．

14 省略形

学会発表や論文で，用語の省略形が使用される場合がある，発表や論文をできるだけ短くという配慮が根底にある，しかし，基本原則は「できるだけ使わない」ということである．それでも使用する場合には，まず，頻回に使用する用語であること．ある論文執筆の指南書(ただし，英文の論文)では，「1段落に1回程度の出現頻度では，頻回とは言わない」と記載されている．一般的に使用されている省略形はかまわない[32]が，論文の著者が自分で作った省略形は「読みやすさが改善する」とは思えない．もう1つ配慮する点は，論文の主題と関連しているもの[33]は，前の2つの要件から多少外れていたとしても，違和感や「かえって読みにくくなった」という感じはしない．逆に，主題とは直接関係ない用語については，要件を厳しく適用したほうがよい[34]．

15 「方法」べからず集

× 1) 研究の再現性を保証しない「方法」は，「方法」ではない

何度も繰り返すが，科学発表や科学論文のキモは「再現性」である，必ずこれを意識して，「方法」を構成する．

---

31) 単に「倫理審査委員会の承認を得て実施した」という記載だけでは不十分である．

32) たとえば，「特定健康診査(以下，『特定健診』と略)」といった使い方は，一般に用いられている省略形なのでOKである．

33) 筆者は川崎病(Kawasaki disease)の論文では，川崎病をKDという省略形で表している．これは主題そのものなので，読みにくくなるとは思わない．

34) 主題とは直接関連のない単語がそれほど頻回に出てくるはずはなく，そういう意味では頻回使用の要件に引っかかり，結論としては「省略形は用いない」ということになる．

× 2)5W1H を意識しない「方法」は用いない

再現性保証のためには，常に研究の 5W1H を意識しながら「方法」を構成しなければならない．

× 3)「方法」に記載が必要な，あらかじめ行っておくべきことを，怠らない

倫理審査や研究の登録など，必要なことをあらかじめ行っておかないと，最悪の場合，学会発表が認められない，あるいは最初の投稿段階で論文の不採用が決定される[35)] 可能性が大きい．

16 本章の終わりに

ある意味で，医学/保健科学の論文のキモとなる再現性を保証するためには，「方法」の記載が一番重要となる．それなりの気合いを入れて発表や執筆する必要がある部分といえる[36)]．

---

35) 査読に回らずに，編集委員会の判断で不採用の決定が下る．査読に回しても結局は倫理的な問題から掲載不能なので，査読者や編集委員会の手間を省くという点では正しい判断である．英語で“editorial reject”という．

36) 他の部分の手を抜いてもいい，という意味ではない．念のため．

「結果」

POINT

1. まずは参加率や対象者の属性から.
2. 大きなところから詳細部分へ記載していく.
3. 物語を語って読者の興味を引きつける.

「結果」べからず集

× 1) 数値の誤り
× 2) 本文と図表のデータの重複
× 3) 多すぎる図表
× 4) 本文での数値の羅列
× 5) 冒頭からの多変量解析結果の提示
× 6) 解析方法の記載
× 7) 結果の解釈
× 8) 文献の引用
× 9) 現在形での記載

本章では，学会発表や論文の主要4部分の3番目の「結果」について.

1　投稿規定では

例によって，雑誌の投稿規定には「結果」についてどのように書かれているかを再度，見てみよう.『日本公衆衛生雑誌』は「研究等の結果・成績」とあり，いつものことながらそっけない.『Journal of Epidemiology』でも何を書くかは記載されておらず，「明確で簡潔であるべし」(著者訳)とあり，後は細かな雑誌特有の記述の決まり(たとえば「±は使用しない」など)が結構長々と記載されている.「結果」というタイトルが中身を物語っていると考えているのであろう.

2 では，何を書くのか

当たり前のことだが，何を書くのかといえば，研究によって得られた結果を記載する部分である．淡々と記載していけばよい．また，論文で使用する図表(第9章で解説)の多くは，「結果」で使用する．

3 まずは参加率から

どのような順番で書けばよいのか．決まりごとはないが，一般的な慣習はある．

まずは参加率(あるいはそれに相当するもの)．前章の「方法」で説明したが(☞ p58)，標的集団と観察対象集団は方法できちんと説明する必要がある．しかし，実際に研究を行ってみると，さまざまな理由[1]によって，観察集団に入らない対象者が出てくる．参加率(調査票を使用する調査であれば回収率)と，観察対象集団中で参加しなかった[2]数と，理由の内訳は結果の冒頭で明確にしておく[3]．これは研究の妥当性(validity)を示す重要な指標である[4,5]．

4 次に対象者の属性

次に調査集団(以降は「対象者」と表記する)の属性．人間を対象とした調査・

---

1) 研究への参加を本人が拒否することもある．あるいは使用するリスト(たとえば住民基本台帳など)には掲載されているが，実際に調査を行う段階では，転居や死亡によって調査不能になることもある．その他，人間を相手にする調査・研究であれば，どんなことが起こっても不思議ではない．

2) すなわち，「観察対象集団」マイナス「観察集団」．

3) 前章でも書いたが，これを「方法」で示している論文もある．しかしながら「実際に調査・研究を実施した結果なのだから，結果に記載するべきである」と筆者は考えている．

4) 一般住民を対象に自記式調査票を用いて調査を行う場合に，往復郵送で督促をしないと回収率はよくても50%，一般的には30%である(経験則だが)．地区全体の状況を把握したいのに，10人のうち3人の情報しか判明していないデータで何が言えるかを想像してほしい．回収率を上げるためには，①督促を行う，②往復郵送ではなく，地区組織などを通じて調査員を関与させる，③(これは調査票送受の手段とは違うが)対象者に経済的なメリット(お礼など)を授与する，などの方法がある．筆者は「目標90%，結果として80%」ぐらいをいつも念頭に置いている．

5) 逆にここのところをしっかり書いていない論文は「信用できない論文」として，質の高い雑誌には掲載されない．

研究であれば，少なくとも対象者の性・年齢分布は提示する．年齢は平均と標準偏差でもよいし，年齢階級ごとに度数分布でもよい(もちろん，余裕があれば両方示してもかまわない)．職業，居住地域，住居の状態(一戸建てか集合住宅か，自宅か賃貸住宅か，など)，疾病の進行度や重症度，その他研究の目的によって示さなければならない対象者の属性はいろいろとあるだろう．また，標的集団や観察対象集団のデータがあれば，観察集団の属性(たとえば，性・年齢分布など)が標的集団や観察対象集団の属性とどの程度異なっているのかを示すのも，妥当性の評価という点では望まれる[6)]．

5　大きなところから詳細部分へ

以下は「緒言」で提示した当該研究の意義が明らかになっていくように，得られたデータを提示していくことになる．ここで注意したいことがある．「結果」[7)]では物語を語らなければならない．すなわち，聴衆や読者を物語に引き込んで，「この研究は面白いぞ」と思わせなければならない．それにはいくつかのコツがある．

第一に，論文は日記ではないので，研究や観察，解析を，行った時間的順序に従って述べたり書いたりする必要はまったくない[8)]．大きな視点の結果をまず提示し，その後に細部に入っていくのが順当な記載の方法である．では，具体的にはどうするか？

栄養素Ｘの摂取量と血圧の関連を観察する研究を想定する．大きな視点というのは，最初に栄養素Ｘの摂取量と血圧の関連の有無を対象者全体で示す．ここでは観察する２つのデータが数量データなので，素直に相関係数と散布図の提示がよいだろう．引き続き必要があれば，Ｘの摂取量と血圧をカテゴリ化[9)]し，Ｘの摂取量の区分ごとに高血圧者の割合を提示する[10)]．

ここから少しずつ細かな観察結果に入っていく．たとえば性別の観察，年齢

6) 多くの場合，「観察対象集団とそれほど異なっていないので，問題ない」と主張するか，「このような偏りがあるので，得られた結果もこちらの方向にシフトしている可能性がある」というかのどちらかであるが，いずれの場合もある程度の参加率がある場合(80%ぐらいか？)の話で，参加率が30%ではこのような議論をしてもバカにされてしまうのがオチである．

7) 次の「考察」もそうだが．

8) 論文を書きながら，「こういう解析があったほうがよい」と気づくことも，よくある話である．

階級別の観察，性・年齢階級別の観察など．あるいは，交絡因子の可能性がある変数と血圧の関連やX摂取量の関連．そして最後に交絡因子を調整したXの摂取量と血圧の関連の有無を示す[11)]．以上の順序で記載していけば，聴衆や読者にとってスムーズに聞いたり読んだりできる物語となる可能性が高くなる．

6 「結果」べからず集

では，「結果」で避けるべき注意点は何だろうか？ 以下に，思いつくままに記載する．

× 1）数値の誤り

本文や図表を見て，一目で誤りとわかるものがある．たとえば合計が一致しない，男女計の平均が男の平均，女の平均のどちらよりも小さい[12)]，などがそうである．このような論文は，編集委員会や査読者から「著者が真剣に執筆していない」[13)]と評価され，それだけで評価がガクッと下がることが多い．また，たとえ当事者にしかわからない誤りであっても，そのまま刊行されて，ほかの人に引用されたりすると恥ずかしい思い[14)]をすることになる．

---

9) 血圧のように外的な基準〔WHOの血圧の分類，正常値（基準値）の範囲内か異常値か，など〕があればそれに従うし，それがない場合には中央値で2区分に分ける，3区分する，4区分するなどの方法がある．ただし，外的基準がない場合には，必ず「カテゴリ化は恣意的」という批判を受けるので，あまり感心はしない．「データに基づいて区分した」といっても，2分化するのか，3分化するのか……からして，恣意的である．

10) 絶対に間違ってはいけないが，「血圧の区分ごとにXの摂取量区分の割合を示す」ではない．その理由：この研究では説明変数（独立変数）はXの摂取量で，目的変数（従属変数）が血圧だから．血圧がXの摂取量を規定するわけではない．

11) 解析における交絡因子の調整方法として，層化と数学的モデリング（多変量解析）の2種類の方法があるが，世の中では後者が用いられる傾向にある．

12) 当然のことながら，男女計の平均は男の平均と女の平均の間の値をとらなければならない．

13) その昔，『Journal of Epidemiology』の編集委員会で「親（著者）の愛情を受けていないような論文」という言葉が飛び交ったことがある．親（著者）が愛情をそそがない論文に，他人（＝編集委員会）が愛情をそそぐ？

14) 引用されなくても，「誤った結果が論文として公表されるだけで恥ずかしい」と感じないような人は，研究はやめたほうがよい．研究は「真理を明らかにする」ための行為だからである．

共著者ともども，発表や投稿する前に論文を何度も確認して，このようなことは絶対に避けなければならない．

× 2) 本文と図表のデータの重複

ひどい論文になると，図と表で同じデータを提供し，加えて本文でも同じ数値が提示されているものを見かけることがあるが，論外である[15)]．第９章で記載するが，まず，同一の論文内で図と表で同一のデータを提示するのは御法度である[16)]．さらに図か表でデータを提示した場合には，本文ではたとえば「性・年齢階級別＊＊＊の平均と標準偏差は表２に示すとおりであり，いずれの年齢階級においても男のほうが高かった」程度の記載で済ませる．

× 3) 多すぎる図表

やたらと図表の数が多い論文を見かけるが，読んでいくうちに読む気が失せていく場合が多い．図表を合計して，1 論文あたりせいぜい 5〜7 図表程度にとどめることを目標にしたい．また，学会発表では発表時間をオーバーする可能性が高くなる．

× 4) だらだらと本文で数値を並べる

図表を使わずに，研究で得られた数値を本文中でダラダラと並べると，①読む気がしなくなる，②理解が難しくなる，③必要以上に長くなる，と弊害だらけである．図表を活用して，本文では前述のようにサラッと記載したほうがよい．

では，研究で得られた数値で，論文として公表する必要がある数値を本文で提示するか，表で提示するか，あるいは図で提示するかについて，考えてみよう．まず，その数値を論文に載せる必要があるのかどうかを吟味する必要がある．情報をできるだけ提供するという観点からは，細かな数値も論文に掲載するべきかもしれない．しかし，そうなると論文は膨大な長さになる可能性がある[17)]．ある程度の数値[18)]は掲載するが，それ以外のものについては文章でサ

---

15) 一方で，報告書を作成する場合には，分量を増やすために，確信犯的にこのようなことを行うことがある．しかし，報告書を論文として雑誌に投稿する場合には，どこかを削除して，重複がないようにする．

16) 通常はこのような論文を雑誌に投稿しても，編集委員会から「どちらか一方を削除せよ」という指示が来る．

ラッと傾向を示す，ということもあってよい．

数値を示す場合，示す数値の数量が少なければ本文中で示したほうがよい．多い場合，さらに複数の項目に関連する数値を提示する場合(たとえば，「性・年齢階級別の平均と標準偏差」など)には，表を用いるべきである．表は図よりも同じ面積で提示できる情報の量が多いが，特定の傾向などを一目瞭然に示すには，図のほうに一日の長がある．

筆者の研究を例に出すと，川崎病の全国調査を2年に一度実施し，患者数や罹患率の年次推移を観察している．2019年に実施した第25回全国調査の結果を提示した論文[19]では，患者数と罹患率の年次推移を図[20]で示している．これを今回，図7-1に転載する．そして，この図のデータを今回はあえて表7-1に示す．これは同調査の報告書[21, 22]の9ページに示した表から死亡数(致命率)のデータを削除して改変したものだが，この表を雑誌に掲載するのは編集委員会から嫌われる[23]し，本文でこれらの数値を示すことは馬鹿げている．また，学会のスライドで示しても，小さくて見えないであろう．論文は研究結果を世間に公表するためのものであって，自分のためにデータを記録しておくものではない．また，この表を示しても過去の川崎病の患者数/罹患率の推移を読者に理解させるのは難しい．一方で，このデータを図で提示すれば(図7-1)，①過去3回(1979年，1982年，1986年)患者数/罹患率の著しい増加があったこと，②その後はこのような突出した患者数の増加はなかったこと，③しかし，1990年代半ばより患者数/罹患率が徐々に増加/上昇し，近年は1982年よりも罹患率が高くなったこと，④少子化による罹患率計算のための分母となる小児の人口の縮小のため，近年では患者数の上昇よりも罹患率の上昇のほ

---

17) 極端な話，「論文で提示した数値に間違いはありません」と言うためには，個々の観察値をすべて論文中に示すのが最も確実な方法であるが，誰もこのようなことは考えない．

18) 「緒言」で示したresearch questionに直接関連する数値は，提示するべきであろう．

19) 第6章脚注7(☞ p56)

20) 具体的には25ページのFigure 2の一部．この雑誌は図表の数に制限があるため，2つの図を合わせて1つにして，数を節約するというセコいことを行っている．

21) https://www.jichi.ac.jp/dph/wp-dph/wp-content/uploads/2020/09/e2e27b17833a88e36bf2008d23c9e385.pdf

22) 自分で言うのも何だが，この報告書が掲載されているサイト(https://www.jichi.ac.jp/dph/inprogress/kawasaki/)は，掲載物やリンクなどで，川崎病に関する情報収集には結構よいサイトだと自負している．

23) 本章の表の掲載は，読者が理解しやすいようにということで，雑誌連載の際に医学書院の担当者からお願いされた．素敵な担当者からは嫌われたくなかったし……．

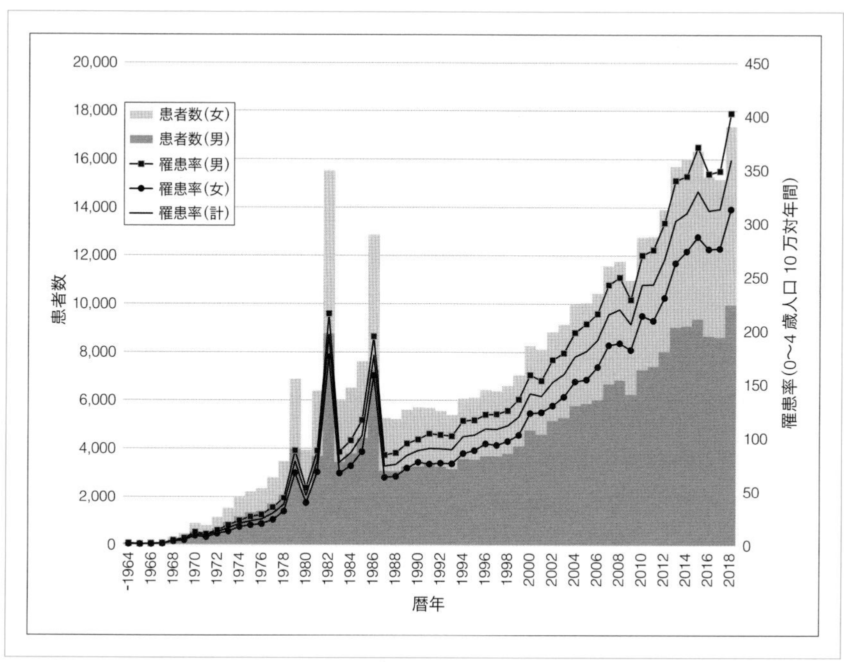

図 7-1　**川崎病患者数と罹患率の年次推移**

〔Ae R, et al. J Pediatr. 2020 Oct；225：25. より筆者訳〕

うが著しいこと，などが視覚的に理解できる．したがってこの論文では，図で年次推移を示しているのである．

× 5）いきなり多変量解析結果を提示する

単変量解析結果を提示せずに，いきなり多変量解析結果を示している論文を見かけるが，これも避けたい．まず，たとえ交絡因子の影響があるにしても，事実は事実として単変量解析の結果から提示して，その後(あるいは同時に)多変量解析の結果を提示する．細かな話だが，ロジスティック回帰分析を用いた多変量解析では，回帰係数を示すのではなく，オッズ比に変換して提示する．

× 6）方法(解析方法など)を記載する

結果を書いていて，「こういう解析があったほうがよい」と思いつき，これを加えるためにその場で解析方法も追加した，というような論文を見かける．あるいは，論文を投稿した雑誌の編集委員会や査読者から指摘されて，追加した

表 7-1　図 7-1 のデータを表にすると…

表　わが国における川崎病の患者数と罹患率の年次推移（性別）

年次	患者数			0〜4 歳人口 10 万対年間罹患率*		
	計	男	女	計	男	女
-1964	88	58	30	1.1	1.4	0.8
1965	61	33	28	0.8	0.8	0.7
1966	79	49	30	1.0	1.2	0.8
1967	101	60	41	1.2	1.4	1.0
1968	310	177	133	3.7	4.1	3.2
1969	461	281	180	5.3	6.3	4.3
1970	887	527	360	10.1	11.8	8.4
1971	804	480	324	8.7	10.1	7.1
1972	1,135	658	477	12.0	13.5	10.4
1973	1,524	928	596	15.6	18.4	12.5
1974	1,963	1,157	806	19.7	22.6	16.7
1975	2,216	1,332	884	22.3	26.1	18.3
1976	2,337	1,406	931	23.9	28.0	19.6
1977	2,798	1,706	1,092	29.3	34.8	23.5
1978	3,459	2,064	1,395	37.7	43.7	31.2
1979	6,867	3,987	2,880	78.0	88.1	67.3
1980	3,932	2,317	1,615	46.5	53.4	39.2
1981	6,383	3,677	2,706	78.3	87.9	68.2
1982	15,519	8,762	6,757	196.1	215.8	175.4
1983	5,961	3,441	2,520	77.3	86.9	67.1
1984	6,514	3,790	2,724	86.0	97.5	73.9
1985	7,611	4,430	3,181	102.1	116.4	87.1
1986	12,847	7,250	5,597	176.8	194.7	157.9
1987	5,256	3,066	2,190	73.8	84.0	63.1
1988	5,217	3,056	2,161	75.3	86.0	64.1
1989	5,591	3,251	2,340	83.6	94.7	71.9
1990	5,706	3,268	2,438	88.1	98.4	77.3
1991	5,677	3,354	2,323	90.1	103.8	75.7
1992	5,544	3,250	2,294	89.9	102.8	76.4
1993	5,389	3,155	2,234	89.1	101.6	75.9
1994	6,069	3,574	2,495	101.1	115.9	85.4
1995	6,107	3,548	2,559	102.6	116.4	88.2
1996	6,424	3,691	2,733	108.4	121.6	94.6

（つづく）

表7-1 **つづき**

1997	6,373	3,690	2,683	108.0	122.0	93.2
1998	6,593	3,799	2,794	111.5	125.3	96.9
1999	7,047	4,102	2,945	119.6	135.8	102.6
2000	8,267	4,758	3,509	141.1	158.5	122.8
2001	8,113	4,588	3,525	138.8	153.2	123.7
2002	8,839	5,156	3,683	151.9	172.8	130.0
2003	9,146	5,281	3,865	159.2	179.2	138.2
2004	9,992	5,778	4,214	175.9	198.3	152.4
2005	10,041	5,868	4,173	181.0	206.5	154.2
2006	10,434	6,024	4,410	191.4	215.8	165.9
2007	11,581	6,684	4,897	215.3	242.6	186.6
2008	11,756	6,839	4,917	219.9	249.6	188.5
2009	10,975	6,249	4,726	206.2	229.0	182.2
2010	12,755	7,266	5,489	242.8	270.2	214.0
2011	12,774	7,406	5,368	243.1	275.2	209.4
2012	13,917	8,036	5,881	266.4	300.4	230.7
2013	15,696	9,044	6,652	302.5	340.1	262.9
2014	15,979	9,097	6,882	309.9	344.1	273.9
2015	16,323	9,385	6,938	330.2	371.2	287.3
2016	15,272	8,675	6,597	312.1	346.4	276.0
2017	15,164	8,635	6,529	313.6	348.9	276.5
2018	17,364	9,964	7,400	359.1	402.6	313.4
計	395,238	228,107	167,131	—	—	—

＊罹患率の計算には人口動態統計の分母に用いる日本人人口(5年ごとの国勢調査人口および各年次の推計人口で人口動態統計に掲載されているもの．ただし，2018年は2017年の推計人口)を用いた．

のかもしれない．たとえ手順はそうであっても，「方法」に書くべきことはすべて「方法」に記載する．

✕ 7) 結果に対する解釈を行う

研究で得られた結果の解釈は次の「考察」で行うべきであり，「結果」では得られた結果のみを淡々と記載する．

とはいえ，実は，結果なのか解釈なのかの判断が難しいこともある．これも前述の第25回川崎病全国調査の結果からだが，2018年の罹患率は359.1/0〜4歳人口10万/年で，史上最高値であった．罹患率の数値(359.1)は結果だが，

「史上最高値」というのは結果ともいえるし，解釈ともいえる．したがって「結果」に記載してもかまわないが，この場合には文献の引用(過去のデータ)が必要となり，次の原則の「文献引用しない」を守るとすれば，「考察」に記載したほうがすっきりするのかもしれない．

× 8)文献の引用

結果の解釈は「結果」ではありえないので，これに伴う文献の引用も基本的にはありえない．

× 9)現在形での記載(時制)

解析結果は論文執筆より以前に行ったものなので，すべて過去形で述べ，記載する．ただし，「＊＊＊の結果はスライドに示すとおりです」「……図1に示す」のように，図表に言及する論述や文章は現在形である．

7 本章の終わりに

「物語を語る」と書いたが，実際には結構難しい．これまでも書いてきたが，やはり①場数を踏んで慣れていくことと，②指導者の指導が必要，なのも事実である．

「考察」

POINT

1. 研究で得られた結果に対する解釈を展開する部分なので，学会発表や論文のなかでも最も重要な部分である．
2. 「考察」の出だしは２つのパターンのうちのどちらかを選択する．
3. 結果への解釈，従来の研究成果との比較，結果の外的妥当性(一般化可能性)，当該研究の利点と欠点，今後の課題や展望，などを論じていく．

「考察」べからず集

× 1) 事実か推論かの区別が付かない表現
× 2) 引用文献に基づかない当該研究以外の事実の記載
× 3) 重要文献の見逃し
× 4) 図表の使用
× 5) 研究の歴史の論述・記載
× 6) 膨大な量の言い訳
× 7) 当該研究の利点の強調(自慢)

さて，いよいよ，主要４部分の最後となる「考察」である．主要４部分のなかでは最も重要かもしれない．

1　例によって投稿規定では

『日本公衆衛生雑誌』の投稿規定では，「考察」は，例によって「結果の考察・評価」とそっけない．『Journal of Epidemiology』では，「研究結果の重要性の探究で，結果を繰り返さない」(筆者訳)とされている．

2 出だしはどうするか

出だしは，結構難しいものがある．しかし実は，次の 2 つのパターンのうちのどちらかしかない[1]．1 つは，結果で論じた主な発見[2]，あるいはこれより導き出される推論から始めるパターンである．

「本研究の結果から，地域の高齢者における疾患 A の有病率が明らかになった．疾患 A は若年者に好発するとされていたが，高齢者でも一定の頻度で存在することが認められた……」

もう 1 つのアプローチは，「緒言」で提示した仮説を支持するか，あるいはそうでなかったか，から始めるパターンである．

「本研究は曝露 C が疾患 D の危険因子であることを確認する目的で実施したが，結果はこの仮説を支持するものではなかった．その背景として……」

このどちらかで書き始めると，あとがつながりやすいであろう．なお，STROBE 声明[3] では，「考察」に含むべき事項の最初に「鍵となる結果(Key result[4])」と記載されている．

3 次は，どうする？

書き出し(最初の段落)に続く内容について，オーソドックスな書き順に従って以下に述べていく．

1) 得られた結果に対する解釈

STROBE 声明は「限界(limitation)」「解釈(interpretation)」「一般化可能性(generalisability)[5]」となっているが，筆者はこの順番にはあまり感心しない．むしろ，「緒言」が大きな話から特異的な話に焦点が絞られたのとは逆に，「考察」は

---

1) と，初心者は考えても，まず問題はない．

2) これはすでに「結果」で述べていることなので，ここで長々と記述するべきではない．可能であれば一文，それが無理でも二文以内で結果をまとめれば，『Journal of Epidemiology』の投稿規定にある結果の繰り返しの禁止には抵触しないだろう．

3) 分析観察研究を報告する際に，正確かつ完全を期するために含むべき項目の勧告である．第 17 章で説明する(☞ p173)．

4) 複数形(results)ではなく，単数形であることに注目．

5) 原文が米語ではなく英語(Queen's English)で書かれているので，generalisability．米語だと generalizability.

特異的な話から大きな話に展開していくのが自然の流れであると思っている．

前述の書き出しに続いて，具体的にこの研究で明らかになったことを提示する．そして，なぜ，このような結果が得られたのか，という解釈を加える．たとえば第 5 章「緒言」で例示した栃木県の自殺に関する論文(☞ p48)では，1 日のうちで早朝および午前 10 時台に自殺が多いことを示した．これは観察結果なので「結果」に記載されている．この結果，および週末よりも平日のほうが自殺数が多い結果や，自宅での自殺が半数以上であることなどから，自宅で人目のないタイミングで自殺が敢行された可能性を提示している．これは結果から得られる解釈なので，「考察」に記載している．これからさらに，自殺対策の鍵の 1 つとしてリスクが高い者に対して常に他者の目が届くようにしておくことを提言しているが，これも「考察」の 1 つである．さらに，原因・動機が「うつ病」である自殺例に限定しても同様の日内変動が観察されること(これは「結果」)は，午前中に気分の不調が多いといううつ病の日内変動[6] の影響を受けている可能性も，解釈として「考察」に記載されている．

以上のような調子で，当該研究で得られた結果に対する解釈を提示していく．得られた結果が複数あればそれぞれに解釈を加えていけばよいが，その際には必ず，重要度が高い順に提示し，どうでもいいような結果については「考察」で触れなくても，それはそれでかまわない[7]．

2) これまでの研究成果との比較

これまで同様の観察で得られてきた一定の成果が，多かれ少なかれ，たいていの場合にあるはずである．今回の研究が過去の成果と類似していて，これまで言われていることを支持するものなのか[8]，それとも過去の成果と異なっているのかで，発表の仕方や論文の書き方が異なってくる．これまで言われていることを支持する結果であれば，そのことを論述・記載するだけでもかまわない[9]．これに対して，過去の成果と今回得られた結果が異なるのであれば，考

6) これはこの研究の結果ではないので，当然のことながら文献を引用して示している．

7) 「結果」で提示した当該研究の成果を，すべて「考察」で解釈しなければならないわけではない．

8) 以前にも述べたが，医学/保健科学に関する研究の多くは，経験論的法則を導き出すためのものなので，他の集団や他のタイミングですでに明らかになっていることを示しても，価値がゼロであるわけではない．また，たとえば住民や従業員への教育に使用するデータとしては，他の集団の結果よりも，実際に教育する集団で得られた結果のほうが，説得力がある．

えられるその理由を明確にしなければならない[10]．たとえば，先行研究が外国の例だと，人種や生活習慣の違いということを一番に挙げなければならないだろう．わが国の先行研究であっても，20年前のものであれば，食習慣や喫煙率が当時とは大きく異なっている．地域が違えばやはり気候や習慣などが異なる．観察した対象者の性や年齢が異なるかもしれない．対応法は2種類あり，①理由を説明して，「一見して異なる結果であるが，実はそれほど異なっていない」ということを示すか，②正直に後の「この研究の問題点」で断るかの，どちらかであろう．いずれにしてもこのようなことをきちんと議論する必要がある．

場合によっては，複数の先行研究で異なる結果が提示されていることがある[11]．このような状況で避けなければならないのは，「考察でこれまでの研究成果のまとめを行う」ということである．従前の成果をきちんとまとめて紹介し，この研究で得られた結果がどこに位置するのかを明確に読者に提示するのは不可欠である．しかし，すでに聡明な読者諸氏は気づいていると思うが，先行研究のまとめは「緒言」で行い，そのうえで「緒言」でこの研究の意義を示し，そして「考察」で結果と先行研究との関連の解釈などを行うのが，正しい論文の構成である．

3）結果の外的妥当性

そして，当該研究で得られた結果の外的妥当性（external validity，外部妥当性ともいう）の問題である[12]．すなわち，今回の研究で得られた結果がどの程度他の集団でも当てはまるのか，という点である．STROBE声明の「一般化可能性」に相当するものと考えてよい．外的妥当性がゼロ（すなわち，他の集団では

9）ただし，この場合にはこの次の場面で「この研究がこれまでの研究と比較してどういう点がよいのか」ということを明確に示さないと，レベルの高い雑誌には採用してもらえない．単に対象集団や時間を変えただけの研究，というのでは，前述のとおり無価値ではないが，評価は下がる．

10）研究の方法がまずくて，たとえば「交絡因子の制御ができなくて，従来とは異なる結果が得られました」などという居直りだと，論文としての価値はほとんどなくなる．

11）川崎病の本態は全身の血管炎である．循環器系が未成熟な乳幼児期に起こる血管炎はその後の動脈硬化（粥状硬化）を促進するという見解と，動脈硬化進展とは無関係とする見解があり，いずれもデータ付き（ただし，視点は異なる）で提示されている．

12）これに対して内的妥当性（internal validity）とは，得られた結果がバイアスや交絡因子の影響を受けて，真実とは異なったものとなっていないかどうかの問題である．バイアスや交絡因子の影響でゆがめられた内的妥当性の低い研究結果は，価値がない．

まったく当てはまらない)という研究成果はないだろうが，低い研究もある．そのような場合でも，なぜ低いのかということをきちんと議論すればよい．外的妥当性が高い場合には，当然のことながら，そのことを研究のウリとして強調すればよい．

4) この研究の利点

これまでの同様の研究と比較して，今回の研究の利点を述べる．標本サイズが大きい，対象が幅広い年齢層にわたっている，観察期間が長い，従来の主観的な方法ではなく客観的な評価方法を採用している，追跡率が高い，など，従来の研究と比較して当該研究の優れた点を列挙し，論文の価値を主張する部分である．

5) この研究の問題点

逆に当該研究の問題点(欠点)もある(はずである)[13]．これを演者や著者としてきちんと提示できないと，著者が自分の研究についての客観的な評価ができないということで，学会発表や論文自体の評価が下がる可能性がある．このことは次の「今後の課題」にもつながってくる．

たとえば前述の栃木県の自殺の解析では，そもそも用いた警察のデータの問題点をかなりのスペースを割いて述べている[14, 15]．(そんな研究はないと思うが)どうしても問題点が思いつかなければ，参加率(回収率)が 100％でないことを問題点として指摘すればよい[16]．

6) 今後の課題

真理を明らかにしていくためには，「今後，このような研究が必要である」という提言を述べる．外的妥当性が劣るとか，これまで対象とされていない集団

13) 人間を対象とした研究では，完全な計画研究は実施できるはずがない．この点だけでも，大きな問題点である．

14) たとえば警察データの問題点として，①死体について捜査した結果，自殺と判断された警察の記録なので，自殺の数が捜査した警察単位になっており，栃木県の自殺のなかに他県の住民が栃木に来て自殺した例も含まれている(逆も存在する)，②自殺の原因や背景が，精神医学や心理学の専門家ではない現場の警察官が判断したものである，といったことを挙げている．

15) 当然のことながら，問題点だらけでは論文としての価値はない．警察データの利点も「考察」できちんと提示している．

があれば，そのことを指摘してもよい．新たな方法論が必要である(たとえば「○○の評価は本研究でも採用した質問紙法による主観的なものしか現在はないが，客観的な評価方法の開発が望まれる」)，症例・対照研究ではなくコホート研究が必要である，観察研究はすでに相当数あるので今後は無作為割付介入試験(RCT)が必要である，このような残された課題がある，など，いろいろなことが考えられる．すでに著者が新たな研究を計画しているのであれば，「残された□□の課題について，現在計画中である」などといった記載もありだろう．

今回の研究で得られたデータを使って，残された課題を解決するために再解析を行う計画については，難しいものがある．要するに視点がどの程度今回の研究と異なっているか，ということになるが，あまり視点が異なっていなければ，編集委員会から「今回の論文に追加せよ」という要求が来ても仕方がない．ただし，視点が異なるかどうかは主観的な判断なので，やってみないとわからないということはあるだろう[17]．

7) 結論

『日本公衆衛生雑誌』の投稿規定では，論文の主要4部分と同じレベルで「V 結語(あるいは「おわりに」「あとがき」)」という項目を掲げているが，省略も可とされている．筆者は「結果」や「考察」などと同列にするこの方式はあまり好きではなく，むしろ「考察」の最後でまとめの部分を一段落で入れるほうがすっきりしていると思っている．

16) 人間を対象とした研究で，参加率が100%というのはほとんど考えにくい．1人でも不参加者がいれば，理論的にはそれだけで選択の偏りとなり，結果に影響を及ぼす．ちなみに筆者が行っている川崎病罹患者の追跡調査は，戸籍を使って対象者の追跡を行っているので，6,576人の対象者の99.6%を追跡できている．追跡率が高いことを研究の利点とすると同時に，追跡率が100%でないことを問題点としている．詳細は，中村好一：川崎病患者追跡調査；利点と問題点．生存科学B 2005；15：53-68を参照．

17) 査読論文で，「単変量解析しか行っていないが，交絡因子の調整の必要がある．したがって多変量解析によって交絡因子を制御した結果は，別の論文として投稿する」という著者に対して，「この論文で多変量解析の結果を示さなければ，採用はありえない」と対応したことがある．1つの解析結果についての内的妥当性の問題なので，視点はまったく同じと筆者は考える．

前述の自殺の論文では，「考察」の最後の段落で，

> 以上，栃木県警察の 2007〜2008 年の自殺に関するデータを観察することにより，警察データの利点と問題点を考察した上で地域における自殺対策を推進する上で重要な情報源であることを示すと共に，このデータを用いた栃木県における自殺対策を推進するための視点を提示した．

と記載して，まとめにしている[18]．できれば二文，長くても三文程度でまとめるとよい．

4 「考察」べからず集

「考察」において避けるべき事項を列挙しよう．

× 1) 事実か推論かの判別がつかない論述・記述

事実なのか，それとも事実から導かれる推論なのか，読者に判別がつかない論述や記述は「学術研究の成果ではない」と言われても仕方がない．事実の部分は「……ということが本研究で明らかになった」と明確にするとよいだろう．逆に推論の部分は，「……と推察される」「……と考えられる」「……の可能性がある」といった表現で，あくまでも演者や著者の推論であることが明確にわかるようにする．

× 2) 引用文献に基づかない当該研究の結果以外の事実

当該研究で得られた結果以外の事実は，すべて引用論文が必要である[19]．引用論文がない「事実」であれば，そのことについては触れないほうがよい(かもしれない)．なお，引用文献のなかで述べられた引用論文の著者による解釈は，「解釈」ではなく「事実」として扱う[20]．

---

18) 英語の論文だと，この段落は“In conclusion,”という定型のフレーズで始めるのが，お作法である．

19) 繰り返しかもしれないが，主要 4 部分のなかで最も引用文献を利用するのは「緒言」と「考察」である．筆者は以前，査読結果として「数ページにわたる考察でたった 2 つの引用文献しかないのは，重大な問題である」と書いたことがある．

20)「研究者 G は曝露 H と疾病 J の関連について要因 K の介在が推察されるとしている」という「事実」である．ここには当然，文献の引用が必要である．

× 3) 重要な文献を引用していない

演者や著者の勉強不足かもしれないが，当該研究分野において引用されて当然である重要な文献が落ちていると，発表や論文の評価が下がる．あるいは，「都合が悪いので，見て見ぬふりをした」と勘ぐられても仕方がない．

× 4) 図表の使用

「考察」での図表の使用は，相当例外的なことと考えてよい．

× 5) 詳細にわたる当該分野の研究の歴史の論述・記載

特に，「考察」が歴史の記載から始まるのは最悪である．歴史は「緒言」で当該研究に関連する部分に限って，簡潔にまとめておくべき事項で，そうしないと「緒言」で当該研究の意義も示すことができないではないか．

× 6) 先行研究との差異について膨大な量の言い訳

先行研究と異なる結果が得られたことに対して，長々とその説明をする学会発表や論文を見かける．著者の心理としては理解できるが，これを聞いたり読んだりしなければならない聴衆や読者は結構大変である．特に重要な先行研究を取り上げ，これとの差異について，前述のどちらかの方法（☞ p78）でサラッと流すのが，スマートな対処法である．

× 7) 研究の利点を強調する（自慢）

これまでの研究と比較して当該研究の利点を強調することは必要だが，これが「自慢話」のように響くと，下手をすると発表や論文の評価を下げることになる．特に，対象や期間を狭くとらえて，「世界で初めて報告した」などと論述されたり書かれたりすると，聞くほうや読むほうとしてはシラケる[21)]．

5 「考察」を書くために研究を行う？

「考察」は，論文のなかでデータをもとにして自分の主張ができる唯一の場所である．本章で何度も引き合いに出した『日本公衆衛生雑誌』の自殺論文は，自

21) これも繰り返しになるが，動物実験や試験管内の実験とは違って，人間を対象とした研究は「同一の対象」ということは，事実上ありえない．どの研究も「世界初」なのである．

殺の実態を明らかにするという目的以外に，研究者(特に精神医学関係者)に一石を投じたい，という思いがあった．

多くの研究者は「警察データは現場の警察官が原因・動機を記載しているので，あてにならない．原因・動機は心理学的剖検(psychiatric autopsy)を行わなければ駄目である」という意識が強い(強かった？)．心理学的剖検は確かに妥当性は高い．しかし，①人手や手間，経費がかかる，②遺族の協力が不可欠，という欠点があり，自殺者の一部にしか実施できず，得られた結果に選択の偏り(selection bias)が大きく影響を及ぼしている．一方で，警察のデータは確かに原因・背景については情報の偏り(information bias)が大きく，妥当性が低いが，全数[22]を対象としているので，選択の偏りはない．警察データを批判する研究者は情報の偏りにのみに視線が行っており，選択の偏りにはほとんどといってよいほど言及していない．そこで疫学者としては，どちらも利点と欠点を抱えているので，一方がよくて一方が悪いというのではなく，それぞれをにらみながら実態を明らかにして，対策につなげなければならない，ということを主張するためにこの論文を書いた背景がある．そのために，本項で説明した「考察」の書き方をかなり無視して，「考察」の冒頭でこのような点を議論しているのである[23]．

医療/保健活動の日常の仕事のなかから，世間や学界に向かって主張したいことが出てきた場合，データなしで議論することも可能である[24]．しかし，データがあったほうが，一般の論文として採用されやすく，意見を公表するためには重要な手段となる．その際に意見を主張する場所として「考察」がある．このような視点で研究を進め，論文を執筆すると，結構楽しいものである．

22) とはいえ，死体も出てこずに「行方不明」として処理されている自殺者は入っていない．このように表面に出てこないものの数を業界用語(疫学ではなく司法関係)では「暗数」という．

23) 基本がわかったうえで基本を無視するのと，基本がわからずに無手勝流で行くのは，まったく次元の違う話である．初心者はまず，基本をきちんと守ることから始めてほしい．

24) たとえば『日本公衆衛生雑誌』の「投稿原稿の種類」の最初に掲げられている「論壇」(公衆衛生の活動，政策，動向などについての提案・提言)は，このようなために準備されているのであろう．

6 本章の終わりに

主要 4 部分のなかで，著者の主張という点では「考察」は最も重要である．しかしながら，これは他の部分と同様だが，くれぐれも冗長な記載にならないような注意も必要である．

学会発表・論文執筆デッドセクション

調査研究支援研修

栃木県では県が主催して 1997 年から「調査研究支援研修」と称する研修会を毎年開催している．対象は主として行政機関（保健所や市町村）の技術職員だが，事務職員や，民間の保健従事者（検診〔健診〕機関や産業保健現場など）にも開放している．

そもそもの県の目論見は「4 日間の座学」であった．その計画立案が筆者の前任の教授に回ってきて，当時の助教授であった筆者に振られたときに「それではものになりません」と言って立てた計画が「年間を通じて 1 つの研究を仕上げる，いわば on-the-job training（OJT）」であった．6 月に第 1 回研修会でテーマと指導者の決定，第 2 回の 7 月までに具体的な計画の策定，11 月までに研究の実施と解析，その後最終的なまとめを行い 2 月の報告会では学会形式で発表会を行うというものである．第 1 回〜3 回の研修会では集まって実際に何か行うというよりも，そこまで行ったことと次回までに行うことの確認作業が中心である．教室員総出で，数人で 1 つのグループを担当し，これに加えて経験がある県職員（どちらかというと，研修会修了者が中心）も指導者として加わる．終了後は栃木県公衆衛生学会での発表は必須，日本公衆衛生学会での発表も準必須，可能であれば論文化を目指している．

この研修から，

・福原円，他：総合的な機能評価からみた「いきいきふれあい事業」参加者と一般高齢者集団の比較．公衆衛生 2014；78：777-781.

・池内寛子，他：精神科病院における栄養食事指導の実態：精神科病院栄養士の役割と課題．日本病態栄養学会誌 2018；21：253-265.

といった論文も生まれている．

現場の人たちと研究者を引き合わせるよい機会にもなっている．

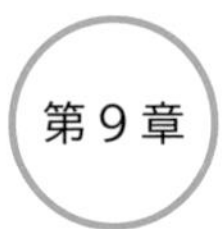

図表の作成

POINT

1. 図表は「結果」で使う.
2. 得られた結果を図表でわかりやすく聴衆や読者に提示する.
3. 図よりも表のほうが同じ専有面積で情報量が多いので，論文では好ましい.
4. 図を用いる場合には，その図で主張する主題が必要.
5. 1つの図表で多くのことを提示しようとは考えない.

「図表」べからず集

× 1) 本文を参照しないと内容が理解できない図表
× 2) 本文で言及されない図表
× 3) 原点が0でない図
× 4) グラフィック機能を駆使した凝った図
× 5) 色つき（カラー）の図表（論文の場合）
× 6) 投稿規定を無視した大きさの図
× 7) やたらと数が多い図表
× 8) 1つのシートに複数記載した図表

あらかじめ，「本章（本書）の図表について（☞ p102）」も参照のこと.

1　どこで使うか

結論から書こう．学会発表や論文の主要4部分のうち，図表を使うのは主として「結果」である．すなわち，研究で得られた結果を図や表でわかりやすく聴衆や読者に示す，ということである．「方法」において研究の手順を図で示したほうが，本文でダラダラと記載するよりも，コンパクトで理解しやすい，ということで使うこともある．「緒言」や「考察」で図表を使うことは，まずないと考えてよい[1]．初心者は「図表は『結果』で」と理解してもまったく問題ない．

2 図か表か

学会発表の際に口演のスライドは図を，ポスターでは表を，基本的には使用する．①スライドは次から次へと流れていくので聴衆の視覚に訴える必要があるために図で重要な点を強調する，②ポスターはゆっくり眺めることができるので情報量が多い表を用いる，というのがその理由である．論文についてもポスターと同様で，表でデータを示すほうが望ましい．

雑誌の編集者は，限られた誌面のスペースの中にできるだけ多くの論文を掲載したいと考えている．したがって，一編の論文は短いほうが好まれる[2]．図と表を比較した場合，同じスペースだと，提供する情報量は表のほうが圧倒的に多い．しかも印刷された論文(あるいは電子雑誌だとpdfファイル)なので，学会の口演発表のスライドとは異なり，読者にとって読む時間は十分にある．場合によっては，読者は論文で示された表から，自分で図を作成して，全体を把握することも可能である．そこで，基本的には論文では図よりも表のほうがよい[3]．

では，論文で図は用いないのか，というと，そうでもない．筆者は，「何を読者に訴えたいのか，という著者の主張が明確であれば，図を用いてもよい」と考えている．図9-1をご覧いただきたい．国民健康・栄養調査の結果から，性・年齢別の「毎日飲酒者」の割合を示している．上の図は「男のほうが毎日飲酒者の割合が高い」ことが明確だし，下の図では「男女とも同様の分布をしている」ということがわかる．どちらを強調したいかということで，どちらの図を使用するのかが決まる[4]．図9-1のデータを表9-1に示す．一目でわかるように，①表のほうがスペースを省略できる，②しかしニュートラルで，どのような事実が存在するのかは文字で示すか，読者が頭のなかで情報の再構築をしな

1) 絶対にない，とは言わないが，論文執筆に慣れない初心者は，「緒言」や「考察」で図表を使うという発想はもたないほうがよい．

2) はっきり言って，意味もなくダラダラと長い論文は，それだけで嫌われると考えてよい．

3) 表と同じ情報を本文中で示したほうがスペースを取らないのであれば，表はやめにして本文でデータを示すべきである．提示するデータの数が少ない場合には，このようなことがよくある．

4) 同じ論文でこのような2つの図を使うと，編集者(編集委員会)から叱られる．

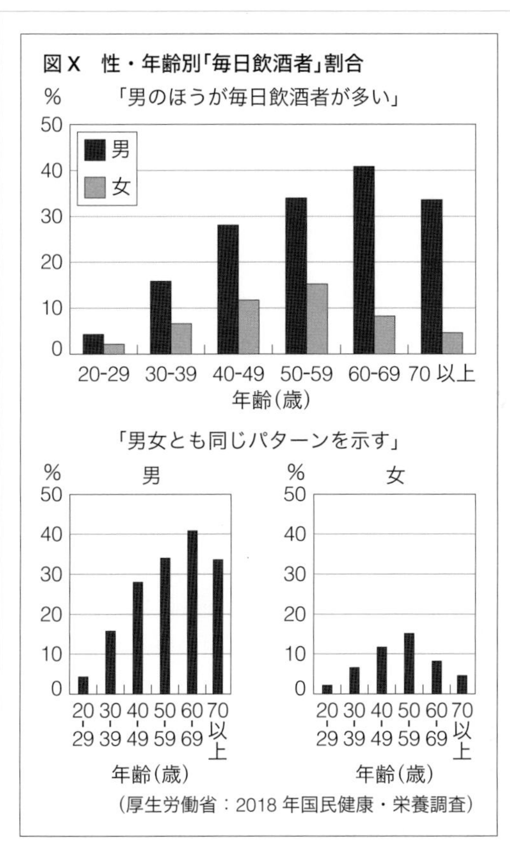

図 9-1 図は主張するものがなければならない

第9章

表 9-1 図 9-1 のデータを表にすると

表 X 毎日飲酒者の割合
（性・年齢別，2018 年国民健康・栄養調査）

年齢（歳）	男	女
20–29	4.3	2.2
30–39	15.8	6.6
40–49	28.0	11.7
50–59	34.0	15.2
60–69	40.8	8.2
70 以上	33.6	4.6

（%）

ければならない，といったことがご理解いただけると思う．

すなわち，論文で図を使用する場合には，そこに著者の主張が必要なのである．「男女とも同様の年齢分布をしている」という主張があれば，このことが一目瞭然でわかる図を提示してもよい．逆に主張がそれほどでもなく，「○○の結果は表1に示す」程度のことしか本文に書けないようであれば，図よりも表を使うべきである．

3 表の作成

まず心がけなければならないことは，1つの表では1つのことしか提示しない，ということである．1つの表でいくつものことを提示しようとすると，表がゴチャゴチャして，何を提示しているのかがわからなくなる．そして，提示する1つのことは，表のタイトル中におのずと現れてくる．

表の例として表9-2を示す．表は基本的に表側(side)と表頭(head)からなる．表9-2では表側は「全体」から下の部分，表頭は「患者数」「免疫グロブリン使用患者数」の部分である．そして，表側と表頭の交差する部分に当てはまる数字が入る．

表9-2 表の例

表X 性・年齢別免疫グロブリン使用者の割合，第25回川崎病全国調査

		患者数	免疫グロブリン使用患者数
全体		32,538 (100)	30,784 (94.6)
性	男	18,599 (100)	17,608 (94.7)
	女	13,929 (100)	13,176 (94.6)
年齢	0-5月	1,832 (100)	1,742 (95.1)
	6-11月	4,309 (100)	4,031 (93.5)
	1歳	8,032 (100)	7,552 (94.0)
	2歳	6,213 (100)	5,930 (95.4)
	3歳	4,724 (100)	4,506 (95.4)
	4歳	3,127 (100)	2,968 (94.9)
	5-9歳	3,916 (100)	3,703 (94.6)
	10+歳	375 (100)	352 (93.9)

カッコ内は%

以前の論文で使用されていた表は，表 9-3 に示すように数値が入るすべてのマス(エクセルで言うならセル)を縦横の罫線で仕切っていた[5)]．しかし最近では(特に外国の雑誌では)，特に縦の罫線は使用せずに，表 9-2 のように間隔を空けて提示することが求められている[6)]．基本的には罫線は(1)タイトルと表頭の間，(2)表頭と表の本体の間，(3)表本体と脚注の間，の 3 本の横の罫線だけにする[7)]．表頭の中はこれとは別に横の罫線を使うことができる．縦

表 9-3　好ましくない表の例

表 X　年齢別，性別，IG❶使用の割合，第 25 回川崎病全国調査

		総数(%)	❶IG 使用なし(%)	❺IG 使用あり(%)
総数	❷	32,538 (100.0)❸	1,754 (5.4)	30,784 (94.6)❻
性別	男	18,599 (100.0)	991 (5.3)	17,608 (94.7)
	女	13,929 (100.0)	753 (5.4)	13,176 (94.6)
年齢別	0-5 か月	1,832 (100.0)	90 (5❹	1,742 (95)
	6-11 か月	4,309 (100.0)	278 (6.5)	4,031 (93.5)
	1 歳-	8,032 (100.0)	480 (6.)	7,552 (94)
	2 歳-	6,213 (100.0)	283 (5)	5,930 (95)
	3 歳-	4,724 (100.0)	218 (4.6)	4,506 (95.4)
	4 歳-	3,127 (100.0)	159 (5)	2,968 (95)
	5 歳-	1,863 (100.0)	91 (4.9)	1,772 (95.1)
	6 歳-	1,008 (100.0)	49 (4.9)	959 (95.1)
	7 歳-	526 (100.0)	37 (7.)	489 (93.)
	8 歳-	326 (100.0)	23 (7)	303 (93)
	9 歳-	193 (100.0)	13 (6.7)	180 (93.3)
	10 歳以上	375 (100.0)	23 (6)	352 (94)

〔「第 25 回川崎病全国調査成績」を改変〕

この表の問題点

❶説明のない省略形(IG)
❷縦の罫線
❸総計の百分率表記(「100.0」→「100」)
❹百分率の桁の不揃い(「5」→「5.0」)
❺合計が 100%ならば，どちらか一方のみで十分(この場合は「IG 使用あり」のみ)
❻パターンを入れる(ただし，ポスターの場合には可)

5) 川崎富作先生の川崎病の最初の論文はサイトから入手できる(http://www.jskd.jp/info/pdf/kawasaki.pdf)．これのオリジナル 188 ページに示された表は，横の罫線はないが，この当時(1967 年)の一般的な表である．

6) 実際には存在しない罫線が見えてくるような記載が望ましい．

の罫線は使用しないほうがよい．この場合の(1)から(3)は表 9–2 の 3 本の横罫の上から順に相当する．

表 9–3 の問題点を説明する．❶は後述する．❷は縦の罫線の問題である．❸は総計の百分率は「100.0」ではなく，「ここが分母である」ということを示すために「100」と整数表記する．❹は百分率の小数点の不揃いの問題．エクセルの初期設定だと小数点以下がゼロの値は整数表記になるので，「セルの書式設定」で分類を「数値」とし，小数点以下の桁数を指定しなければならない．❺は「IG 使用なし」と「IG 使用あり」を合計すると左の「総数」になる[8)]ので，一方のカラムはまったく情報を提供していないことになり無駄である，ということである．なお，百分率の小数点以下何桁までを表記するかということについて，わが国では小数点以下第 1 位まで(たとえば「20.5％」)が好まれる傾向にあるが，英語の論文では整数表記(たとえば「21％」)も多い．前述のとおり，統一する必要があるが，どちらでもかまわない．しかしながら，百分率の分母となる数値が 100 以下の場合には，有効数字の観点から，百分率は整数のほうがよい．いずれにしても小数点以下 2 桁以上は意味がない[9)]．❻も後述する．

4　図の作成

前述のとおり，同じ情報量だと図は表よりも場所を食うが，それでも主張したいことがあれば積極的に活用するべきである．多くの場合はグラフなので，医学/保健科学の論文で使用する(可能性がある)グラフをいくつか紹介する．

1) 箱ひげ図

図 9–2 のように，全体の分布の最小値，25 パーセンタイル値，中央値(50 パーセンタイル値)，75 パーセンタイル値，最大値を箱とひげを使って表現するので，このように呼ばれる．この図から以下を読み取ることができる．

①それぞれの病態の発病時の年齢に関する状況．

②孤発性クロイツフェルト・ヤコブ病(sCJD)に比べて遺伝性クロイツフェ

7) 第 7 章表 7–1(☞ p72, 73)はこのようになっている．

8) 実数も百分率も．

9) この段落で記載した事項は，表だけではなく，本文や図でも当てはまることが多いので，注意しよう．

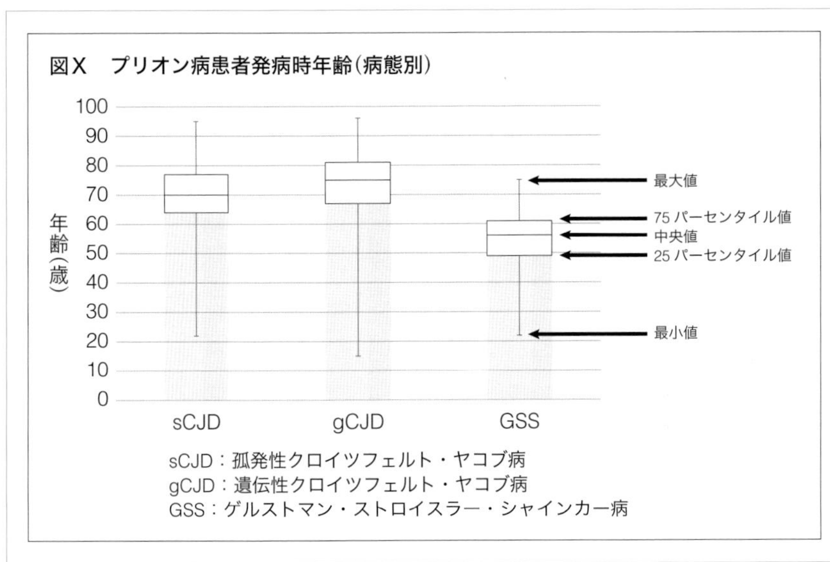

図 9-2　**箱ひげ図の例**

ルト・ヤコブ病(gCJD)のほうが若い年齢層に分布が尾を引いていること(最小値から 25 パーセンタイル値までの距離，中央値までの距離が長い).

③ゲルストマン・ストロイスラー・シャインカー病(GSS)は他の病態と比較して発症年齢が若い.

2) 棒グラフ

図 9-3[10] のように，カテゴリー[11] ごとの数値[12] を示す．この図では「曜日」「性別」「自殺者数」の 3 つの要素をもっているが，2 つ[13] でもかまわない．要素はせいぜい 3 つで，4 つ以上になるとわかりにくくなるので，やめたほうがよい．

3) ヒストグラム[14]

図 9-4 に示すように，各項目(この場合には年齢[階級])ごとの度数を示す．

---

10) あまり明確ではないが，週の前半(月曜日から水曜日)にやや多い傾向があることがそれとなくわかる(ちょっと苦しいか？)．これが「主張したいこと」である.

11) 図 9-3 の場合には「曜日」.

12) 図 9-3 の場合には「自殺者数」.

13) 各曜日の棒が 1 本ずつになる.

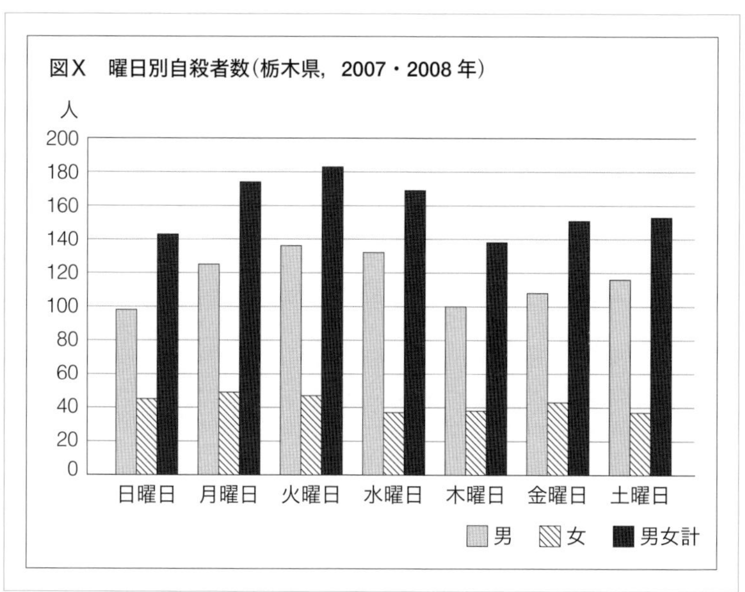

図 9-3　棒グラフの例

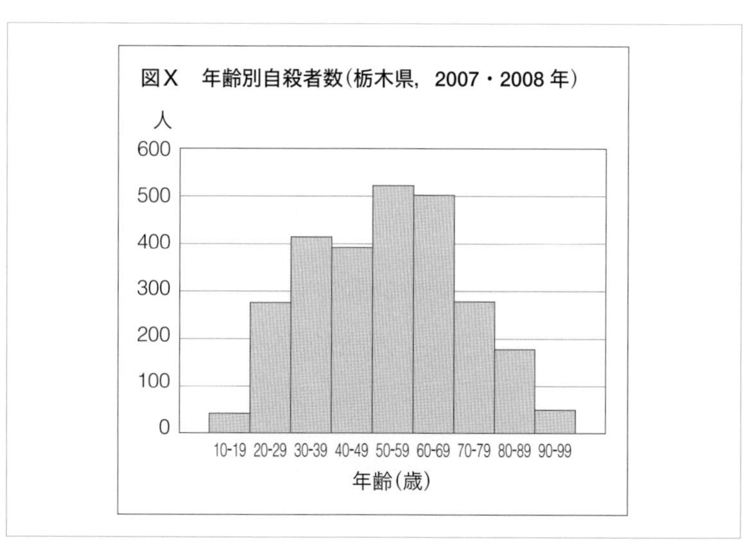

図 9-4　ヒストグラムの例

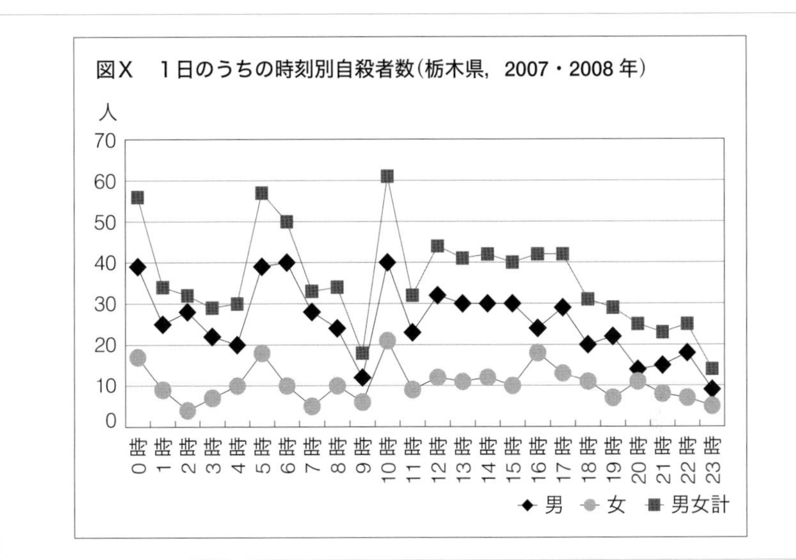

図9-5　折れ線グラフの例

棒グラフとは異なり，バーの間に間隔を入れず，バー同士をくっつけて表記する[15]．

4) 折れ線グラフ

図9-5のように，主として時間[16]による変化を示す場合に用いる．

5) 帯グラフ[17]と円グラフ

ともに構成割合を示すときに用いる．図9-6に帯グラフの例を，図9-7に円グラフの例を示す．図9-6と図9-7を見て直感的にわかるのは，複数の集

14)「ヒストグラフ」ではない，念のため．

15) これは，ヒストグラムは度数分布曲線の変形と考えられているからである．なお，この脚注の意味がわからなければ，読み飛ばしてもかまわない．

16) 図9-5は時間単位だが，日単位や年単位でもかまわない．図7-1(☞p71)の折れ線グラフの単位は年である．

17) 筆者の乏しい経験では，外国人には「帯グラフ」という概念がないようである．その傍証として，エクセルやパワーポイントで作図する際に，提示されるグラフの種類のなかに入っていない．横棒グラフの積み上げで合計が100%になるようにすれば作図できる．

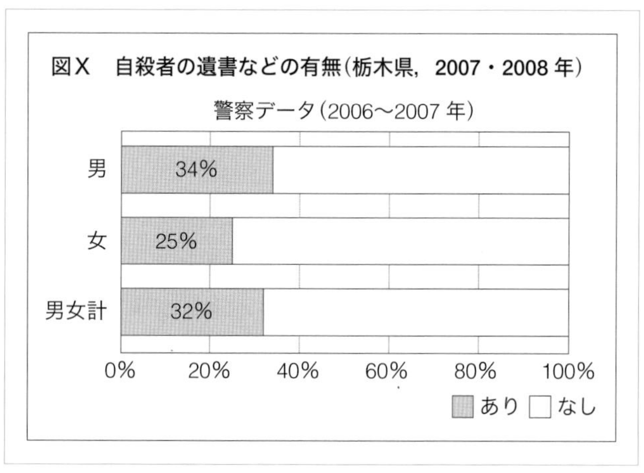

図 9-6　**帯グラフの例**

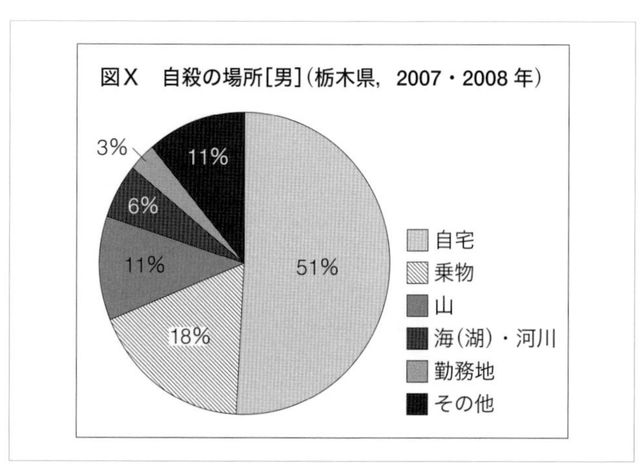

図 9-7　**円グラフの例**

団を比較する場合には帯グラフのほうがよい[18]し，1 つの集団を示す場合には円グラフのほうがよさそうである[19].

18) 男のほうが女よりも割合が高いことが一目でわかる.

19) 約半数が自宅であることが一目でわかる.

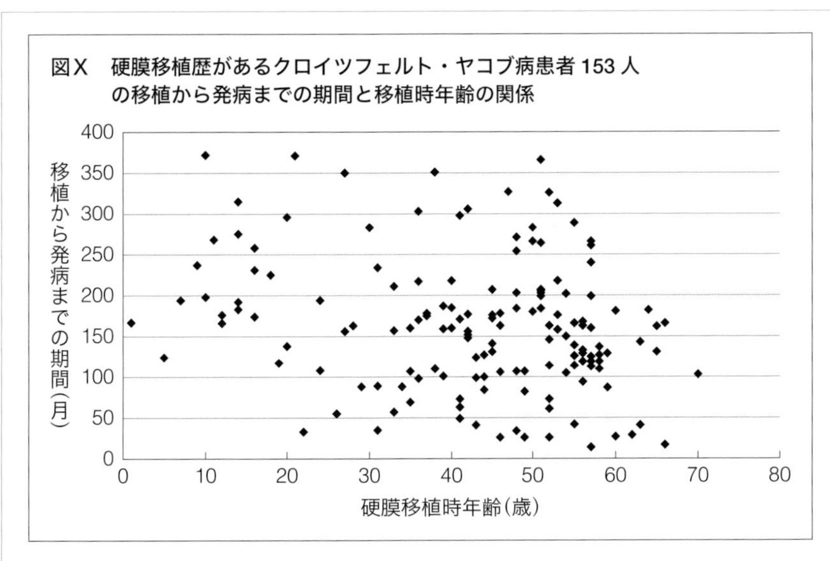

図 9-8 散布図の例

6) 散布図

図 9-8 に示すように，2 つの数量データ間の関連を示すために用いる．方眼紙の上に手で図を書いていた時代には，散布図は今回示す図の中でも最も手間のかかるものの 1 つであった．しかし，作図にコンピュータを使用するようになってからは，散布図作成の手間は他の図とそれほど変わらなくなった[20]．複数の数量データ間の関連を示す統計学的手法として相関係数や回帰式があるが，筆者はこれらを用いるときには必ず散布図を書いて，全体を把握せよと指導している．なぜならば，相関係数や(1 次)回帰式は 2 つの数量データ間の直線的な関連しか観察できないため，曲線的な関連や，外れ値の存在などを見落とす可能性が大きいからである．

ついでに記載すると，相関係数は 2 数量データの間に従属関係[21]があってもなくても用いることができるのに対して，回帰式は従属関係がある場合にし

20) とはいえ，図 9-8 には本体だけで 2×153＝306 のデータが必要であり，他の図と比較すると情報量は圧倒的に多い．しかし，「図 9-8 を作成する」という作業自体は他のファイルのデータをコピペしただけなので，大したことではない．

21) 一方の変数(独立変数，説明変数)がもう一方の変数(従属変数，目的変数)を規定するような関係．小児における年齢と身長の関係を考えると，わかりやすい．

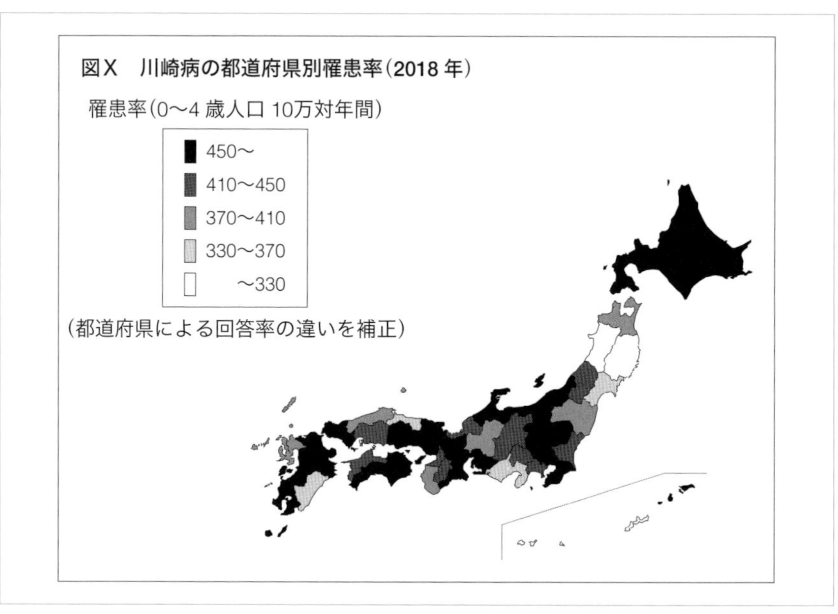

図9-9 統計地図の例

か用いてはいけない．そして，従属関係がある場合には，散布図の横軸には独立変数(説明変数)を，縦軸には従属変数(目的変数)を置くようにする[22]．

7) 統計地図

図9-9に示すように，統計値の地域分布を地図上に示したものである．この例は日本全国の都道府県別の数値だが，都道府県内の市区町村別，市区町村内の地域別などさまざまな応用が可能である．また，地域の境界にとらわれずに，一定間隔(たとえば5 kmなど)に縦横の線を引き，それぞれの正方形内の値を表記する方法もある(メッシュ法)．統計地図を作成する場合に注意しなければならないのは，数値の低いほうから高いほうへ一定の方向性をもって塗り分けることである．白黒の地図だと淡い模様から濃い模様へ，カラーだと淡い色から濃い色へと段階を踏む必要があり，統一性を欠くような塗り分けは避け

22) "y＝ax＋b"という関係が無言のうちに想定されるために，このようになる．図9-8で硬膜移植時の年齢が発病までの期間に影響を及ぼす，という関係は素直に受け入れられるが，x軸とy軸を逆にすると，「発病までの期間が年齢を規定する」という変な関係の「観察」を行うことになる．

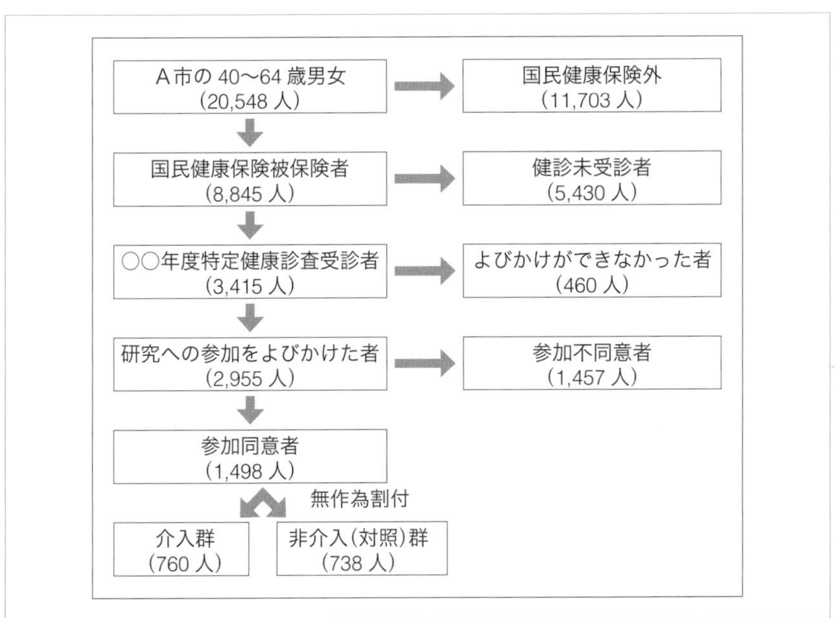

図 9-10　**フローチャートの例(仮想データ)**

るべきである．また，塗り分けは段階が少ないと何を示しているのかわからず，多いと複雑で読みにくくなる．経験的に 5 段階から 7 段階程度(図 9-9 は 5 段階)がよいようだ．

8) その他の図

結果で用いる図はおおむね以上のようなものだが，他にもレーダーチャートなどがある．これらは他の書物などを参考にしてほしい[23]．

結果以外では方法で対象者の抽出方法などを流れ図(フローチャート)で示すこともある．図 9-10 に例を示す．

5　Figure legends(図の説明文[24])

論文における図とは本来，本当の図(イラスト)の部分だけを指し，表題や注

23) 他の出版社で自分が編集した書籍を紹介するのも何だが，中村好一(編)『医療系のためのやさしい統計学入門』(診断と治療社，2009)のⅣ章は，結構よく書けている．

釈などイラスト以外の部分を legends といっている．投稿の際には伝統的には legends はまとめて本文(引用文献一覧)のあとに記載するものであった．しかしながらパワーポイントを使ってグラフを作成した場合には，表題や脚注も書き込めるので，わざわざ“figure legends”としてまとめて本文の最後に記載する必要もないような気がする[25]．もちろん，投稿規定で決められていれば，それに従ったほうがよい[26]．

以上は英文で論文を書く際の注意事項で，日本語で書く場合には図のタイトルは図の中に入れるのが普通である[27]．

6 図表についての注意事項

第 1 に，図表は(本文や他の図表を参照しなくても)それ 1 枚で聴衆や読者に対して説明可能(explanatory と英語では言っている)でなければならない．たとえば表 9-3 の❶について，本文では免疫グロブリンのことを IG と省略していると断っていても，この表でも改めて断るべきものである．

論文中に掲載した図表はすべて，必ず本文中で言及しなければならない．たとえば，「○○の割合は，図 1 に示すように男のほうが女よりも高率であった」でもよいし，「△△の分布を地区別に示す(表 3)」といったものでもよい．いずれにしてもその論文中の図表は少なくとも 1 回は本文中で触れるようにしなければならない．

棒グラフやヒストグラム，折れ線グラフの縦軸の原点はゼロにしなければならない．そうすると変化がわかりにくいので，原点を図 9-11 のように変化させることがあるが，この方法は正しくない[28]．図 9-12 のように縦軸をカットする工夫をして，原点はあくまでもゼロにする[29]．また，図 9-13 のように，

24) なかなかよい日本語訳がないが，以前の『Journal of Epidemiology』投稿規定の日本語訳ではこのように表記されていた．

25) 本稿でもそのようにせずに，パワーポイントのファイルだけを編集部に送っていた．

26) 面白いことに，表は表題や脚注を含めて「表」であり，表題などを別に記載することはない．

27) 『日本公衆衛生雑誌』の投稿規定には，これに相当するものの記載がなく，図のタイトルを含めて「図」と考えているのであろう．

28) 一見すると，女は男の 2/3 程度と誤解する．

29) ただし，マイクロソフト社の製品はこのようなことに対応していないため，図 9-12 や図 9-13 をパワーポイントで書くにはひと工夫では足りないぐらいの工夫が必要である．

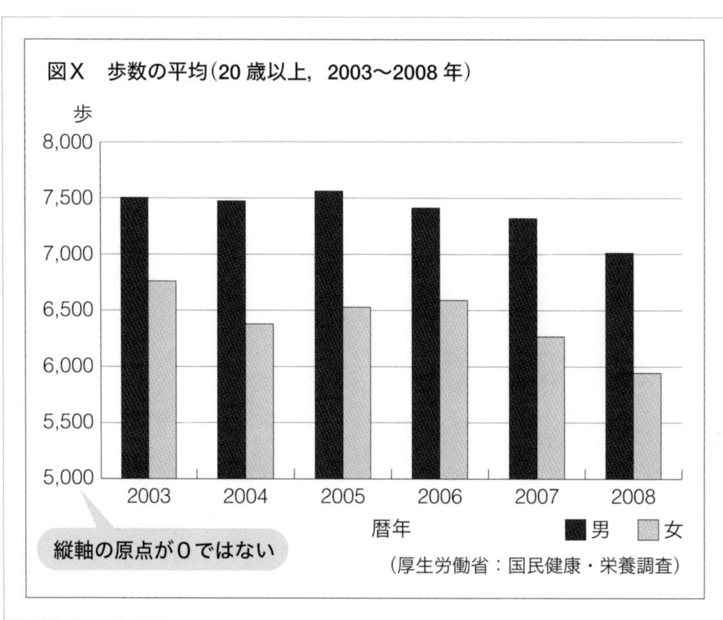

図 9-11　好ましくない図の例

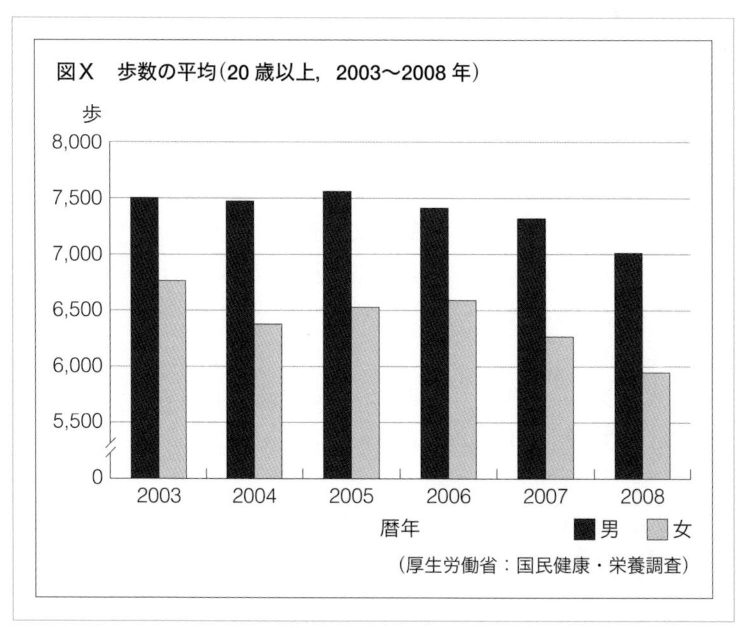

図 9-12　図 9-11 の問題を解決すると

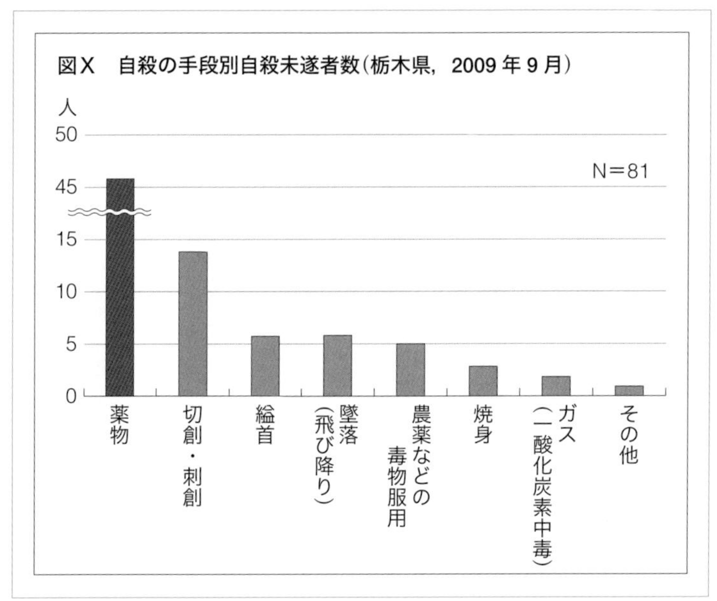

図9-13 **棒グラフの例**

図の一部が突出している場合にも，波線で見やすくするテクニックがある．

コンピュータ(およびアプリケーション)の進歩により，図9-14のような凝ったものが簡単に作れるようになったが，データを正確に提示できないので，学会発表や学術論文では避けるべきであると筆者は考える．

学会発表の際のスライドやポスターはカラーでないと目立たない[30)]が，論文用の図表は白黒で作成する．投稿論文の表で，見やすいようにと表9-3のようにパターンを著者が入れるのも，編集委員会からは，はっきりいって嫌われる[31)]．逆に学会でのポスターの表は見やすいようにパターンを入れたほうがよいかもしれない．

図はその大きさが投稿規定で指定されている場合もある[32)]が，そのような場合には指定を遵守しなければならない．

---

30) というよりも，間違いなく「特落ち」する．「特落ち」を積極的に狙うのであれば，話は別だが……．なお，「特落ち」の本来の意味は，特ダネの反対を意味するマスコミ用語である．

31) 実際に印刷された論文の表にハッチング(網かけ)が入っている雑誌もある．しかしそれは編集委員会や印刷業者に任せるべきことで，著者が配慮する必要はない(配慮してはいけない)．

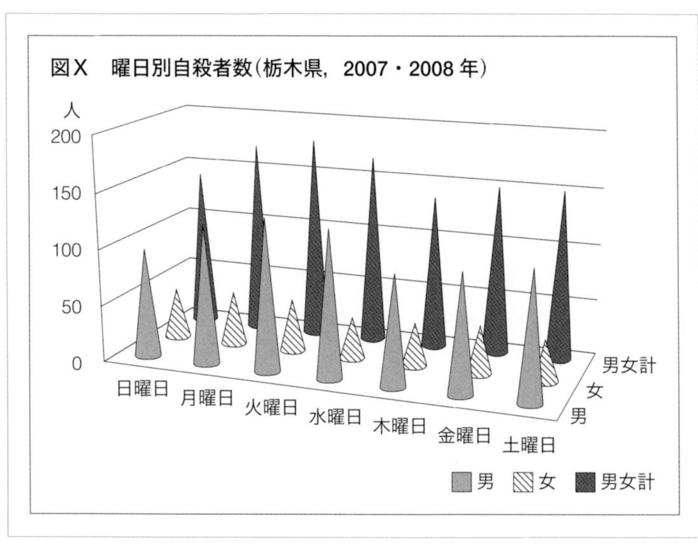

図 9-14　**好ましくない図の例**

データは図 9-3 と同じものである．

やたらと図表が多い論文(投稿)を見かけることがあるが，主張すべき焦点が散漫になり，感心しない．初心者は図表合計で 1 論文あたり 5 つ程度にまとめることを目指すのがよいだろう．

最後に，投稿する際は，以前であれば 1 つの図表を 1 枚ずつ別の紙に出力して郵送していた．電子投稿する場合には，図表をそのままエクセルやパワーポイントで投稿する場合にも，エクセルだと 1 つのシートに 1 図表，パワーポイントでも 1 スライド 1 図表とする．図表をワードに貼り付けて投稿する場合でも，1 図表 1 ページを厳守する．あたかも刷り上がりの論文のように，本文を記載したワードプロセッサの該当部分に図表をはめ込むのも，編集委員会の怒りを買うであろう．なお，第 17 章で紹介した日本心理学会「執筆・投稿の手びき」(☞ p175)には，「悪い図の例」が示され，具体的にどの点が問題な

32) 以前の『Journal of Epidemiology』の投稿規定では「写真は 1 つのカラムの幅に収まるサイズ(8.5 cm)にしなければなりませんが，必要な場合には 2 つのカラムにまたがってもかまいません(17 cm)．合成された図の最大の大きさは 17×23 cm です．不適切な大きさの図は編集委員会や印刷会社によって一部切り落とされたり縮小されたりします」となっていた．いずれにしても，投稿規定に従っていない投稿論文については，編集委員会の怒りを買って不当に評価が低くなっても，それは著者の責任である．

のかがきちんと指摘されている．一般的に当てはまる事項なので，とても参考になる．

7 本章(本書)の図表について

本章では雑誌に論文を投稿する際の図表の作り方を解説している．したがって，表 9-3 を除いて，本章の解説どおりの図表として示している．一方で，本章表 9-3 および他の章の図表は，本章で説明しているとおりになっていない．しかし，筆者が原稿として作成した図表はすべて，『公衆衛生』に連載した当初から本章で記載したとおりの形式になっており，これを医学書院で編集して加工し，見やすくして，結果として本書のようになったものである．

したがって，繰り返しになるが，著者として作成する図表は本章で説明したとおりにして，編集委員会などが加工することについてはお任せする，ということを理解していただきたい．

学会発表・論文執筆デッドセクション

論文を書く順序

研究が終了し，学会発表も終わり，「さて，論文を書き始めようか」というときに，どこから書き始めたものか，戸惑うことがあるかもしれない．もちろん，図 18-1(☞p177)で示した順に書く必要はまったくない(できあがりの原稿がこの順になっていればよいだけの話である)．では，どこから書き始めると書きやすいか？

以下は筆者の経験(実践)である．まず，図表を書く．これを行うと，次に「結果」がスムーズに執筆できる．「方法」はある意味で行ったことを淡々と書けばよいだけで，それほど迷うことはない．最後に「考察」を考えながら，これに対応した「緒言」を書く．すべての人に当てはまるとは思わないが，1 つの参考にはなると思う．

第３部

学会発表

第10章

発表する学会を選ぶ

POINT

1. 学会発表/論文執筆を考える際に，まずは学会に参加してみよう．
2. 発表する学会や論文を投稿する雑誌を選ぶのは，それなりの経験が必要となる．
3. 自分の発表テーマと同様の発表が多い学会を選ぶのが大原則である．
4. 現在所属している学会があれば，それを優先してもかまわない．

いよいよ第3部「学会発表」に入る．まずは，「学会とは何か」の理解を．

1 学会とは

学会とは，『広辞苑』第7版では「学者相互の連絡，研究の促進，知識・情報の交換，学術の振興を図る協議などの事業を遂行するために組織する団体」とある．これはこれで間違ってはいないが，違和感もある．まず第一に冒頭の「学者」である．特に，本書のターゲット[1)]を考えると，想定する読者のなかには保健の現場で実践活動を行っている人もいて，そのような人は自分のことを「学者」とは考えていないと思う(少なくとも筆者は「学者」を相手に本書を執筆しているつもりはない)[2)]．

通常使用されている「学会」には2つの意味がある．上述の『広辞苑』に記載されているような組織・団体を意味する場合と，その団体が運営する学術集会(その他，「学術総会」「研究大会」など，いろいろな表現がある)も単に「学会」と言われている[3)]．学会の機能としての「知識・情報の交換」の手段として，多く

1) 第1章(☞ p6)では「①保健活動を念頭に置いて，②コメディカルスタッフを対象に，③日本語での学会発表や論文執筆を目指す」と書いた．

2) 「学者でなければ研究を行ってはいけない」といっているわけではない．むしろ研究は広く一般の人たちにも開かれるべきであろう．ただし，それが「科学的研究」であるためには一定の方法論が必要であることは，いうまでもない．

の学会では機関誌の刊行と学術集会[4)]を開催している．当然のことながら，本書における「学会で発表」は学術集会での発表を意味している．

学会のなかには法人格をもっているものがある．基本的には人の集まりなので社団法人だが，公益社団法人，一般社団法人，特定非営利活動法人など，いくつかの形態がある．また，法人格をもたない学会も結構ある[5)]．

研究会という組織もある．実は「学会」「研究会」の定義はなく，組織が名称としてどちらを使用しているか，という問題だけである[6)]．研究会でも学会と同様に学術集会を開催し，機関誌を刊行しているところも多いが，一般的には研究会のほうが学会よりも規模が小さなことが多い．また，研究会と称している組織・団体のなかには，仲間うちの勉強会のようなものが結構あるのも事実である．

当然のことながら，学会は誰でも任意に結成することができる[7)]．極端な話，仲間うち数人で「学会」を結成しても，世間が認めてくれるかどうかは別として，学会は学会である．一方で，たとえば医学系の学会では，日本医学会に分科会として加盟している学会[8)]は，そうでない学会と比較してそれなりの立場にあると考えられている．

学会には総合的な学会と，細分化された学会がある．総合的な学会として，たとえば医学系では日本内科学会，日本外科学会，日本小児科学会などがあるし，看護系では日本看護学会などがこれに相当する．学会の細分化には種々の段階があり，日本小児看護学会，日本がん看護学会，さらに細分化されると日本小児がん看護学会といった組織となる．保健の分野では，日本公衆衛生学会は総合的学会の代表例である．

---

3) 「日本疫学会に入会するにはどのような手続きが必要ですか」という場合の学会は前者だし，「次の疫学会はどこで開催されますか」という場合は後者である．

4) 日本疫学会の機関誌は『Journal of Epidemiology』，学術集会は慣例として毎年 1 月に開催されている「日本疫学会学術総会」である．

5) 法律的には「権利能力なき社団」と称されている．法人格がないので，たとえば他の人や組織との契約(売買契約，雇用契約，賃貸契約，銀行口座開設など)を学会名では行えず，理事長などの個人名で行うことになる．

6) それまでの日本川崎病研究会は 2010 年に日本川崎病学会となった．しかし，筆者の認識では名称が変更されただけで，実質的な活動に変化はない．

7) 国がこれに関与するとすれば，憲法 19 条(思想・良心の自由)，同 21 条(結社の自由)に反することになる．

8) 2021 年 3 月現在，136 学会が分科会として加盟している．分科会となるためには学会から日本医学会に申請をして，審査を経たうえで認められなければならない．

2 学会に参加しよう

学会で研究成果や日頃の活動を発表するときに，一度も参加したことがない学会を選んで演題申し込みをするのは，無謀である．少なくとも一度は参加してみて，学会の雰囲気を知ったうえで演題申し込みするべきである．また，集まってくる人の特性にも注目したほうがよいだろう．たとえば，医師が中心なのかそれともコメディカル(職種が限定されているものもある)が中心なのか，基礎研究者なのか現場や臨床の関係者なのか，このようなことで議論の内容もおのずと変わってくる[9, 10]．

学会では，その分野における最新の情報が収集できる．第３章で紹介したように，研究を始めるためには，現在どこまでがわかっていて，どこから先がわからないのかを十分に把握しておく必要がある．この目標のためには，学会参加による情報収集は最も手っ取り早い手段となる[11]．

ほとんどの学会では，発表者はその学会の会員であることが求められる[12]．最近は発表者だけでなく，共同演者すべてが学会員であることを求める学会もかなり出てきた．一方で，学会への参加(会場への入場)は参加費(入場料)を払いさえすれば可能である[13, 14]．そして，抄録集の配布，演題に対する質疑応答への参加，その他学会が提供する参加者へのサービスなどは，当該学会の会員であるかどうかにかかわらず受けることができる[15]．すなわち，参加費を払い

---

9) 名札に職種を書いているわけではないが，発表や議論を聞いていると，だいたいのアタリはつくものである．

10) 近年は医学系の学会でもコメディカルスタッフに射程を広げつつあるものも結構見受けられるようになってきた．筆者の知る範囲では日本循環器学会，日本心臓リハビリテーション学会，日本外来小児科学会などがそうである．

11) 実は，もっとすごいのは研究班会議で，世界の最先端の知見を得ることができる．ただし，通常は非公開で，研究班関係者だけしか参加できず，一般的ではない．

12) ほとんどの学術集会の経費は，参加者が支払う参加料と発表の登録料(必要ない学会もある)，学会事務局からの補助金，企業などからの賛助金などでまかなわれている．学会事務局からの補助金は学会員が納めている年会費が基本であり，したがって「発表者は学会員に限る」というのは，それほど不当なことではない．「発表者は学会員に限る」場合，共同演者も含めて全員が学会員である必要がある学会と，演者は学会員である必要があるが共同演者は必ずしも学会員でなくてもよい場合とがある．

13) 事前登録をして参加費を納入すると，学会当日よりも参加費が安くなることがあるが，多くの場合，事前登録は会員しかできない．しかし，これもさほど不当なこととは思わない．

さえすれば，学会には参加できる，ということである．①最前線の情報収集と，②その学会自体の情報収集の 2 つの点で，これから研究を始める，あるいは学会発表/論文執筆を考えている人は，できるだけいろいろな種類の学会に参加したほうがよい．

なお，多くの学会では，たいていの場合，初日の夕方[16)]，懇親会が催される．知人とは旧交を温めることができるし，新しい知り合いを作る場にもなる．数千円の参加費をケチらずに，積極的に参加したいものである．

3 発表する学会を選ぶ大原則

いよいよ本章の本題である．大原則は「自分の発表テーマと同様の発表が多い学会」を選ぶ，ということである．同様のテーマの演題が多い学会には，当然のことながらそのテーマに関心がある人が発表を聞きに来ている．そうすると発表後の質疑応答や議論が活発になり，あるいは発表者同士の交流ができて研究が進展するということも期待できる．また，同様のテーマを集めてミニシンポジウム形式にしてもらえるかもしれない．逆に，自分のテーマと同様の演題が少ない学会では，聴衆もそのテーマには関心がなく，発表後はフロアから発言も出ず，シラ〜っとした雰囲気で終わることもある．発表できればまだよいほうかもしれない．学術集会事務局から「本学会のテーマではない」という理由で発表を断られる可能性もある．いずれにしても，学会に参加したり，過去の抄録集を参照したりして，発表されている演題に関する情報を整理してから検討するべきである．

総合的な学会は結構何でもありで，それなりに似たようなテーマの演題が出てくることも多い[17)]が，細分化された学会ではお門違いとなることもありう

14) 新型コロナウイルスのおかげで，ウェブ開催の学会ではきわめて安価な参加料の学会も出てきた(たとえば，2020 年の米国心臓病学会は 49 米ドル)．2020 年 11 月 29 日の第 50 回日本医事法学会研究大会は，参加費徴収に手間と経費がかかるという理由もあり，会員か否かを問わず事前登録すれば誰でも参加費なしで参加できた．

15) 学術集会に併せて会務総会を開く学会も多い．学会員しか会務総会の会場への入場が認められないこともあるが，これは当然である．

16) このタイミングが一番参加しやすいと考えられている．最終日だと，多くの参加者は帰るか，観光地に行くであろう．

17) とはいっても，小児関係の学会に高齢者の演題を出しても受け付けてくれないし，そんなチグハグなことをする人もいないであろう．

るので，注意が必要である．しかし逆に，自分の研究テーマに合致した細分化された学会を選べば，議論がそれだけ白熱するのも事実である[18)]．

最後まで発表する学会を決めかねる場合には，さしあたって総合的な学会で発表してみることである．保健の分野では日本公衆衛生学会がこれに相当する．近年は産業保健，学校保健，環境保健などの分野の発表が相対的に少なくなってきているが，それでもこのような分科会も準備されており，保健活動に関する演題がまったくのお門違いになることは，まずないと考えてよい．もちろん，細分化された学会で適したものがあれば，それはそれで構わない．

4 その他，配慮すべき事項

まずは現在所属している学会があれば，そこでの発表を検討するべきであろう．前述のとおり，ほとんどの学会では演者は学会員に限られている．学会の年会費も結構かかるので，数多くの学会に入会するわけにもいかない．そこでまず，現在入会している学会での発表を検討するべきである．

会員でない学会での発表を考えたら，まず第一に会員にならなければならない．入会手続きは学会のウェブサイトで確認するのがよいだろう．単に入会申し込みをすればいい学会もあるが，役員などの紹介が必要な学会もある[19, 20)]．後者の場合には紹介してくれる人を探す必要も出てくる[21)]．

多くの学会では演題を申し込むと，そのまま採用してくれる．しかしながら一部の学会では学術委員会などで採否を決定し，場合によっては演題を申し込んでも発表できないこともある[22)]．

発表形式も考慮しなければならない．発表形式の代表は口演とポスターであ

---

18) 日本川崎病学会は1つの疾患に特化した細分化された学会の1つだが，2日間にわたって川崎病のことばかり議論している(川崎病漬け)ので，総合的な日本小児科学会よりは，少なくとも川崎病に関しては盛り上がっている(と思う)．

19) 日本公衆衛生学会は入会にあたって原則として役員の推薦が必要である．

20) 職種によって扱いが異なる学会もある．日本小児科学会は，入会申込者が医師以外の場合には入会申込書に「小児科学・小児医療に関連のある研究，または小児医療あるいは保健の業務に従事している概要」の記載を求めている．

21) 日本疫学会の入会に際しては代議員の推薦が必要(略歴で代用もできる)だが，推薦人が周りにいない入会希望者の推薦人に自らなることが，歴代の事務局長の仕事の1つであった．

22) 日本循環器学会などが，そうである．

るが，一般演題はどちらか一方だけの学会と，両者のどちらでもできる学会(ただし，会場の都合などにより，演者の希望どおりにならないこともある)とがある．同じ学会でも会場や参加人数の関係で，前年の学術集会と異なることもよくある話で，その年度の学会ごとに演題公募の案内で確認するしかない．なお，一般的にはポスターよりも口演のほうがステータスが上と考えられているが，初心者はポスター発表から始めて，徐々に慣れていくのも 1 つの方法である．

一方で，その学会が法人格をもっているかどうかは，発表する学会を選ぶ際の参考にはほとんどならない．最も困る(困惑する)のは演題発表を申し込んだが，学会自体がなくなってしまった，という状態だが，これは「法人格があるからこのようなことは起こりにくい」という話でもなく，したがって，ほとんど気にする必要はない．

些細なことだが，場所や時期も，もしかしたらとても重要かもしれない．旅費の関係でそんなに遠くまでは行くことができないとか，仕事の関係でその時期は職場から離れることはできない，といった事情は重要である．学会会場の近くに観光地がある，というのは最も重要事項なのかもしれない!?

いずれにしても，やはり普段から学会には頻回に顔を出し，最新の情報を入手し，学会の雰囲気を知っておくことは，いざ，研究をまとめて学会発表しよう，と思い立ったときに困惑しないためにも，重要なことである．

5 ウェブ開催

2020 年の新型コロナウイルス感染症蔓延により，学会自体が中止になったり[23)]，全面的にウェブ開催になったり[24)] する学会が散見された．今後の状況は不透明だが，ウェブ開催の利点[25)] もあり，今後は完全なウェブ開催でなくても対面とウェブのハイブリッドな開催が盛んになることも予想される．

ウェブ開催の学会に参加するためには，カメラとマイクが付いたインターネット接続のコンピュータ(タブレット端末やスマートフォンを含む)は必須で

23) たとえば，2020 年 3 月に予定されていた第 90 回日本衛生学会学術総会(盛岡)．

24) たとえば，2020 年 10 月 30〜31 日の第 40 回日本川崎病学会学術集会．

25) ①演題をオンデマンドで公開しておくといつでも見ることができる，②旅費がかからない，③経費も安いため参加費も安くなる(可能性がある)，④スライドやポスターを前にいる人に邪魔されずに全面的に見ることができる，など．

ある．可能であればインターネット接続は回線の安定性からWi-Fi接続よりもケーブルによる接続のほうが望ましい．加えて，口演となった際の音声付きのパワーポイントの準備なども必要となるが，これは第12章で述べる(☞ p131)．

また，最近気づいたことだが，学会だけでなく会議などでもウェブ参加していると，データ通信量がかさむということにも注意しておいたほうがよい．一定期間内の通信量があらかじめ定められた量を超えると(筆者の場合は1か月2 GB)と，その後の通信速度が遅くなり，対応できない状態が発生することもある．さらに，電力も結構消費し，バッテリー駆動のPCを使用していると予想以上に早く消耗する．ウェブで参加する場合には，①職場などのLANを経由して，②(Wi-Fiではなく)ケーブルで接続し，③AC電源を用いる，ということを可能な限り心がけたほうがよい．

6 必要なハードウェアについての補足

携帯用PCやタブレット端末はマイクとカメラが標準装備されているのが普通である(スマートフォンはそもそもそのようなもの．しかし，スマートフォンでの学会参加は画面が小さいため，ちょっと苦しいものがある)．一方，デスクトップPCではマイクとカメラを別に備えなければならないが，ほとんどは外付けマイクやカメラはUSB接続なので，コンピュータ本体への接続には通常は問題はない．

筆者はデスクトップPCにマイクとカメラを接続するのが面倒なので[26)]，大学からの参加は(ウェブ会議も含めて)携帯用PCで行っている．この場合にデスクトップPCの大画面上で別に送られてきた資料などを参照できるので，便利である．あるいは，デスクトップPCと携帯用PCの2つから入り，画面共有になった際にはデスクトップPCを参照することもある．携帯用PCは通常は職場に常設されているWi-Fi接続だが，ウェブ会議などの場合にはケーブルによって接続している．

26) いろいろなものをUSB接続していて，接続数が限界に近い，という事情もある．

学会発表・論文執筆デッドセクション

学会

学会も千差万別である．会員数が数万人のものから，小規模のものだと百人程度のものまである．学会の収入の大部分は会員の年会費に依存しているため，規模が大きな学会ほど一般的に財政規模も大きく，その分，経営が安定している．また，専用の事務所をもち，常勤の事務職員を雇用しているところも多い．一方で小規模学会は財政規模も小さく，専用の事務所や専任の事務職員を置いておらず，学会長の所属施設でボランティア的に学会事務局を運営しているところも多い．そしてそのような小規模学会は会員数を増やし，財政を安定させ，いずれは専用の事務所や専任の事務職員を置きたいと考えている．

第11章

学会発表演題申し込み(抄録作成)

POINT

1. 演題申し込みは時間に余裕をもって行う.
2. 申し込みまでに決めなければならないこと：演題名，演者，抄録.
3. 抄録作成には一定のお作法がある.
4. 学会から提供される演題申し込みに関する情報には十分に目を通し，齟齬のないようにする.

前章で，いくつかの学会を見て回り，自分の研究を発表する学会を決めることを紹介した．ここから本章は始めよう．なお，前章で書いたように，ほとんどの学会では発表者は会員に限られているので，まだ学会に入会していなければ入会手続きから始めよう[1]．

1　演題募集に関する情報入手

これはさほど難しいことではない．通常の場合，会員に対しては学会から直接，あるいは学会誌に同封されて情報は届くものである[2]．あるいは，会員に対する電子メール配信で情報が届くこともある(アドレスを学会に登録していれば)．このような情報は学会のサイトでも公開されていることがほとんどだから，注意して頻回にサイトを覗く必要はない．

1) 学会に入会していてもその年度の年会費未納だと演題申し込みを受け付けない学会もある(例：日本疫学会)ので，年会費も請求が来たら速やかに納める習慣をつけよう.

2) その背景として，できるだけ多くの演題を出してほしい，という願望が学会主催者にはある．演題数が多いと，参加料や演題登録料(徴収する場合)がその分見込め，財政的には楽になるし，何よりも発表された演題数が多いと主催者の功績になる．日程や会場の関係で申し込まれた演題すべてを採用するとパンクしてしまう場合には，プログラム委員会などで検討して，レベルの高い演題だけを採用すればよく，そうすると当該学会自体のステータスが上がることになり，この点でもメリットはあるがデメリットはない.

2 演題申し込みの実際

以前は紙に書いた演題申込書と抄録を郵送して演題の申し込みを行っていたが，最近はほとんどの学会でインターネットを介した演題申し込みが行われている[3)]．いくつかの留意点を記載する．

まずは，学会のサイトや学会からの案内をよく読んで，遺漏のないように心がける．基本的な原則はどの学会でも同じなので，慣れてくるといきなり演題申し込みを行うようになることもあるが，思わぬ落とし穴があることもある．インターネットを介した作業なので，原則として 24 時間対応だが，登録料の振込など平日の日中にしかできないこともあり[4)]，下手をすると締切間際で慌てることになる．

そして抄録を作成する．具体的な方法は後述するが，「まず演題を申し込んで，後日抄録を送る」ということは，まずありえない[5)]．演題申し込みと同時に抄録を送る必要があると考えて，抄録はあらかじめ作成しておく．

パスワードも求められることがほとんどなので，考えておく[6)]．登録の際に求められる個人情報も，必須項目は入力しないと受け付けてくれないので，必ず入力する[7)]．

3) インターネットを使うことができない者は相手にしない，という態度が見え見えで，あまり賛成できなかったが，しかしながら，世の中の流れや，学会事務局の負担を考えると，これもやむをえないと思う．

4) しかし最近ではネット上でクレジットカードや電子マネーを使った支払いも一般的になってきた．

5) 以前の「紙面の抄録を郵送する」時代には，まず演題申し込みを行い，後日，事務局から郵送される専用の用紙に抄録を書いて送る，という手順もあった．

6) パスワードを破られないようにするには，①生年月日など想像がつくものを使用しない，②設定ごとに変える，③ときどき変える，④メモしない，などが一般に言われているが，これを全部遵守すると頭が破裂する．そこで，次のような方法がある．まず，パスワードをメモする部分としない部分で構成する．メモする部分は設定ごとに変えて，文字どおりメモしてもかまわないし，ときどき変更してもかまわない．メモをしない部分はすべての設定で共通のものとし，自分の頭の中だけにメモをして，墓場までもっていく．たとえば，『Journal of Epidemiology』でのパスワードは JE62951413，『日本公衆衛生雑誌』(実際にはないが)は PHJ62951413，クレジットカードは Card62951413 などとし(要するに，何のパスワードにでも応用可)，数字の部分(何だかわかりますか？)は頭の中だけに入れておく「共通でメモしない部分」とする，といったことである．

なお，最近は当人が死亡した後にパスワードがわからずに遺族が苦労した話も聞くので，死期が近づいたら近親者にはパスワードを伝えておいたほうがよいのかもしれない．

締切は絶対に守る必要がある．インターネットを介した登録作業では締切の時刻[8]がサーバーに組み込まれているので，この時刻を過ぎると，当たり前の話だが，絶対に受け付けてもらえない．締切時刻が近づくとアクセスが殺到して，事務局のサーバーにうまくアクセスできないこともあるので，時間に余裕をもって対応しよう．なお，締切が1週間ほど延長されることもある[9]が，これはあくまでも学会事務局の判断なので，「どうせ，締切延長があるだろう」と高をくくっていると，とんでもない目に遭う(こともある)．

3 共同演者を決める

この次の項の「演題名を決める」も同様だが，この課題は学会発表だけでなく，論文執筆の場合にも出てくる．ただし論文執筆の際は，それ以前に学会発表があるので，そのときの演者をそのままもってくればよい場合がほとんどで，あまり悩まずに済む．チームとして一緒に研究を行った人や当該研究で直接指導を仰いだ人であれば当然，共同研究者ということで演者に名前を連ねることになる．一方で，当該研究とは直接関係がない職場の上司や，ちょっとだけアドバイスをもらった人などの取り扱いは難しい．迷った場合には，「共同演者になっていただけますか？」とお尋ねして，その回答に従うのも1つの有力な方法である．いずれにしても，当該学会発表の責任は，共同演者とはいえすべての演者にあるので，すべての共同演者候補に抄録をあらかじめ提示し，共同演者になることの了解を得ておいたほうがよい．

逆の場合もある．共同演者を含めてすべての演者が学会員であることを発表の要件としている学会があり，共同演者に当然なるべき人がその学会に所属していない場合である．その人の仕事や研究課題に近い学会であれば，これを機会に入会するということも考えられるが，そうでない場合には，そのような提案をすることもはばかられる[10]．その場合には，抄録の最後に「本研究は○○

7) 「こんな情報まで求めるのは不当である」と思ったら，そのような学会とはお付き合いしないこと．多くの人がそのように感じてお付き合いをやめたら，その学会はそのうち自然消滅するだろう．

8) 紙郵送の時代は「○月○日締切(当日消印有効)」だったが，最近は「○月○日 24時」といった表現が一般的．

9) というよりも，延長されることのほうが一般的？

10) 前章でも書いたが，年会費だけでも馬鹿にならない．年会費を自分で負担する覚悟があれば別ですが…．

表 11-1　著者に関する情報で演題申し込みの際に準備しておいたほうがよいもの

• 氏名	• 所属	• 電子メールアドレス
• 氏名(読み方)	• 所属(英文表記)	• ORCID*
• 氏名(アルファベット表記)	• 学会の会員番号	

* Open Researcher and Contributor ID．本文参照
必ずしも必要のない情報もある．

大学××教室の△△△△教授との共同研究である」などと記載して，お茶を濁すこともある．このことも理由を説明して，名前を記載する人にあらかじめ断っておいたほうがよい．

なお，共同演者数や共同演者の所属する組織の数に制限がある場合もあるので，そのときには学会指定の数以下にしなければならない[11)]．

演題申し込みの際に共同演者についても情報の入力が求められるので，あらかじめ表 11-1 の情報を共同演者全員について収集しておくほうがよい．なお，この表にある ORCID(Open Researcher and Contributor ID)とは，論文における DOI の人間版で，同姓同名人の判別や改名後の当人の同一性の識別に用いる識別子で，簡単に無料で誰でも(研究者でなくても)登録できる．https://orcid.org/で登録サイトが出てくる．いきなり英語だが，慌てる必要はなく画面右上の「English」をクリックすると使用可能な言語が出てくるので，「日本語」を選択すればよい．後は画面に従って必要事項(といっても，大したものはない)を入力すれば，登録が完了する．あとはこの ID を一生(多分，可能だと思う)，必要に応じて使えばよい[12)]．

4　演題名を決める

演題名の決定には，できるだけコンパクトに，しかし内容を的確に表現する，という二律背反の事項が要求される[13)]．表 11-2 に，筆者が考える「演題名」べからず集を示す．要点は，「当たり前のこと(わかりきったこと)を書く

11) 当該研究への貢献度が低い人から降りてもらうことになるが，通常は 10 人程度までは大丈夫なので，それほど大きな問題になることはない(筆者はこのことで苦労した経験はない)．

12) 筆者の ORCID は 0000-0001-6654-1481 である．パスワード管理されているので，このように公開しても，何ら支障はない．

13) これも，論文の表題と同一の課題である．

表 11-2 **筆者が考える「演題名」べからず集**

● ……と……の関係	● ……の革新的方法	● ……の大規模比較試験
● ……と……の関連	● ……の観察	● ……のデータに関する～手法を用いた解析
● ……に関する基礎的研究	● ……の関連	
● ……に関する研究	● ……の決定因子	● ……の調査
● ……の新しい視点	● ……の研究	● ……の特徴
● ……に関する事例検討	● ……の検証	● ……の評価
● ……について	● ……の検討	● ……の分析
● ……の一般的研究	● ……の再検討	● ……の利用
● ……の解析	● ……の成功例	● ……への新たなアプローチ

ここに挙げた避けるべき表現は学会発表の演題名だけでなく，論文の表題にも当てはまる.

な」ということである．学会発表は研究の発表だから「研究」であるのは当然，たとえば事象Aと事象Bを同時に観察する研究は一般的には両者の「関係」や「関連」を観るので，これらの言葉は不要である．

なお，学会によっては演題名の文字数に制限がある場合もある(「80字以内」など)．このような場合には，制限字数を超えると受け付けてもらえない(インターネットで入力しても「字数オーバー」の表示が出て，送信できない)ので，注意が必要である．制限がない場合でも，できるだけ短くするのが肝要である．

奇をてらった演題名(例：○○が△△病予防に有効って本当？)や，「？」や「！」はやめたほうがよいだろう[14)]．

5 抄録を書く

インターネットを介した演題登録の場合，登録画面に抄録を書く欄があるのが一般的である．ここで文章を推敲しながら抄録を作成してもかまわないが，このやり方は一般的ではない．やはり，ワードプロセッサを用いてあらかじめ作成しておき，登録画面の抄録欄にコピーを貼り付けるのが一般的であろう[15)]．

ワードプロセッサで抄録を作成する場合にも，あらかじめ演題募集要項をきちんと読んでおく必要がある．一般的には字数の制限があり，これを超えると受け付けてくれない[16)]．制限文字数も抄録本文だけなのか，それとも演題名や

14) 学会の演題名はテレビの番組名ではない．あくまでも内容勝負，というのが筆者の見解．なお，「？」は場合によっては許されるが，「！」は絶対に御法度.

15) そうでないと，登録した抄録が手元に残らない，といった事態も発生しうる.

著者名(所属)を含めてなのか，きちんと確認しておく必要がある[17]．文字数の制限以内であればかまわない，というものでもない．異様に短い抄録(制限文字数の 80%以下だと抄録集になったときに短さで目立つ)は，発表者のやる気を疑わせる．せっかくの成果の発表の機会なのだから，制限文字数の 95%以上は書きたいものである．

見出しは学会で指定されている場合もあるが，多くは「目的」「方法」「結果」「考察」「結論」である．それぞれの書き方は第 2 部で述べたとおりである，結果と考察を分けて書きにくければ，「結果と考察」としてもよいだろう．目的と結論は原則として一文で簡潔にまとめ，両者に関連をもたせる[18]．方法は，論文とは異なり全体の字数制限があるので詳細にというわけにはいかないが，研究を実施した時期，対象者およびリクルートの方法，情報収集の方法(郵送法なのか，面接法なのか，など)，検査(計測)方法などは必須であろう．特に当該発表の中心となる事項についてはきちんとした記載が必要[19]だが，その他の項目は少し省略しても許される．残りの字数を結果と考察で埋めることになる．

繰り返しになるが，抄録に記載できる量には限りがある．したがってメリハリをつけなければならない．あらかじめ「どうしても記載しなければならない重要な項目」と「余裕があれば書きたい項目」は峻別しておく必要がある．そのうえでまずワードプロセッサの上に見出しを書き，次に重要項目を入れ，最後に字数を眺めながら「余裕があれば……」の項目を書き込んでいく．筆者は通常，このような順序で抄録を作成している．

---

16) ワードプロセッサ上での文字数の勘定と，登録画面上での勘定が微妙に異なり，制限文字数ギリギリの時にはワードプロセッサでは制限字数の範囲内でも登録画面では「文字数オーバー」として受け付けてもらえないことがある．半角の数字やアルファベット，空白の扱いが異なるために起こる現象だと思うが，「システムが悪い」と文句をいっても始まらないので，このような場合には素直に文字数を減らすこと．

17) 学会によっては，「抄録本文が 800 字以内，著者名と所属を合わせて 1,100 字以内」といった複雑な場合もある．いずれにしても，同じ学会でも毎年変わると考えて，その都度きちんと確認してから抄録を書き始めたいものである．

18) 目的の例：○○市における 3 歳児のう歯と間食の関係を明らかにする．結論の例：○○市では 3 歳児の間食がう歯発生の危険因子であった．

19) たとえば糖尿病の有病率が研究の主題である場合，対象者のリクルートの方法やその研究における糖尿病の定義などは，ある程度詳細に記載する必要がある．

省略形[20]の使用は，難しい問題である．第6章で説明したが，論文では「できるだけ使わない」ということが原則である(☞p63)．しかし学会の抄録はそもそも字数制限があるため，ある程度は許されると思う．それでも初出時には正式名称を書いて，そのうえで以降の省略形を示すのが原則[21]だが，一般によく使用されている省略形であればいきなり使ってもよいのかもしれない[22]．逆に，一般には使用されていない省略形を自分で作り出すことは，やめたほうがよい(これは論文でも同様)．

ひらがな，カタカナ，漢字，数字とアルファベット(全角および半角)はほとんど問題は起こらないが，特殊文字や記号，○付き数字[23]，文字の上付きや下付きは，実際の抄録となって印刷された際に，文字化けを起こす可能性が十分にある．できるだけこのような文字や文字飾りを使わずに抄録を書いたほうがよいのだが，どうしても使用しなければならない場合もある．多くの場合，特殊文字などは登録サイトに置いてある文字をコピーして使用する[24]し，上付き文字や下付き文字については前後に特殊な印(アルファベットなど)を入れる[25]ように，登録案内で指示されているので，それに従う必要がある．

インターネットを介した演題申し込みでは，締切の期日以前であれば抄録などの修正ができることも多い．さしあたって演題登録をしておき，その後に修正を加えるということはあってもよい．

---

20) たとえば特定健康診査を「特定健診」と書いたり，児童虐待の防止等に関する法律を「児童虐待防止法」と書いたりする．字数の節約という意味では，後者に比べて前者は効率がよくない．

21) たとえば，「特定健康診査(以下，特定健診)」のように．ただし，出現回数などによっては，省略形を使うほうがかえって字数が多くなることもあるので，要注意．

22) 「厚労省」「WHO」「特定健診」などがこれに該当する？

23) 本書では①といった○付き数字を使用しているが，これは筆者の入力と医学書院が契約している印刷会社の出力に齟齬がなく，きちんと問題なく印刷できることが確認されているからである．しかしこれはある意味で例外的であり，通常の原稿では○付き数字は使わずに(1)などとしたほうが無難である．

24) よく利用されているのは東京大学医学部附属病院にサーバーがある大学病院医療情報ネットワーク(UMIN)だが，そこでは次の文字や記号はサイトのものをコピーして使用するように指定されている：【　】→←↑↓%‰Å＋－±×÷＝≠≒≡≦≧∞∽∝⊆⊇⊂⊃∪∩∧∨αβγδεζηθικλμνξοπρστυφχψω～°CΑΒΓΔΕΖΗΘΙΚΛΜΝΞΟΠΡΣΤΥΦΧΨΩ

25) これもUMINだが，たとえば上付き文字は文字の前後を〈SUP〉と〈/SUP〉で囲む，となっており，Na〈SUP〉＋〈/SUP〉はNa^+となる．

学会発表・論文執筆デッドセクション

隔世の感

本文にも書いたが，インターネットがない時代には学会への演題申し込みは，基本的には郵送であった．抄録を学会事務局に郵送する際に，やりとりを確実に確認するために「抄録受け取り確認葉書」の宛先に自分の住所を書いて切手を貼ったりもして，事務的作業も大変だった．抄録もワードプロセッサがない時代には手書きで，それをそのまま印刷するので抄録集も演題ごとに演者の個性があって，作成は大変だったが，それなりに楽しむこともできた．

現在ではほとんどの学会で演題申し込みはインターネット経由で行い，当然のことながら抄録も電子情報で送るので，少なくとも文字に関する個性はなくなってしまった．

第12章

スライドの作成

POINT

1. 口頭発表におけるスライドの枚数は，発表時間(分)を目安とする(8分ならば8枚).
2. 奇をてらったものは作らない(構成，使用するフォントなど).
3. 結果はできるだけ図を使って，視覚に訴える.
4. 文字化け対策を考える.

学会への演題の申し込みの際に，口演かポスター発表かの希望を求められることが多い．そして，世の中ではポスター発表よりは口演のほうが格が上と見なす[1)]傾向がある[2)]ので，口演希望が殺到する．しかしながら口演には会場と時間が必要であり，一般的には演題数の枠があるので，学会のプログラム委員会などで抄録を検討したうえで，口演かポスター発表かを決定する(多くの場合，口演希望がポスターに回されることになる)．今回はめでたく(？)口演が決定した場合に，学会当日までの準備するもののうち，スライドについて説明する．

1　スライドというけれど……

以前は写真のフィルムをポジティブに現像して，1枚1枚専用の枠に収め，これに光を透して投影していた．投影するスライドプロジェクタに1枚ずつ入れる際に横にずらして(スライドさせて)入れたので，「スライド」という名称になった(のだと思う)．

現在の学会では，このような古典的な「スライド」は，使いたくても使えな

1) 主催者も，発表者も．

2) 筆者は必ずしもそのように考えていない．ポスターのほうが多くのデータを提示できるし，ゆっくりと議論することができて，よい面も多い．

い．コンピュータ処理の画像を，プロジェクタを介して映すことしかありえない．しかも，少し前までは他の会社も同様の製品を販売していたが，現在ではマイクロソフト社のパワーポイントに独占されてしまった．しかしながら，パワーポイントでは 1 枚ずつの画面を「スライド」と称しており，本項でも(納得できないのではあるが)[3] これにならうこととする．

学会によっては，投影した際の文字化け[4] を防ぐために，パワーポイントのバージョン[5] や，そもそもの OS(Windows が一般的で，Macintosh のみが指定されることは，世の中の普及具合からいって，まずありえない)が指定されていることもあるので，このような場合には学会の指示に従うことが求められる．なお，パワーポイント作成の画面の例を図 12–1 に示す．

2 まずは，枚数

以前の，本当の「スライド」時代には処理の関係で 1 演題につき「10 枚以内」といった制限があることが多かった[6]．パワーポイントではファイルを投影するだけなので，最近の学会では枚数に制限がないことが多い．しかしながら，できるだけ多くの情報を発表しようとして，大量のスライドを作成し，そのために与えられた発表時間を超えたり，聴衆が内容を理解できなくなっては，元も子もない[7]．おおよその目安として，発表時間 1 分につき 1 枚，というものがある．たとえば，発表時間が 7 分であれば，スライドは 7 枚＋ α というこ

3) ワードプロセッサの一般名詞として「ワード」という固有名詞を使ったり，スライド作成ソフトの一般名詞として「パワーポイント」を使ったりすることを，筆者はできるだけ避けていることに，これまでの本書の記述でお気づきいただけたであろうか．「エクセル」も同様である．

4) スライドとして学会事務局に提出するパワーポイントファイルは，所詮，ゼロと 1 の集合体のデータなので，どこかで 1 つ狂いが生じると，発表者が予定していた文字とは異なるものが映し出される．以前のカナダでの国際学会では，韓国からの発表で，文章の最後のピリオドがみんな音符(♪)に化けているのを見かけた．これはまだご愛敬だが，ときには発表自体が成立しなくなることもある．

5) 最新バージョンは不可で，以前のバージョンのファイルを求められることもある．もちろん，最新バージョンで作成した場合にも，以前のバージョンで保存できる機能が準備されている．パワーポイント 2016 では「ファイル」→「名前を付けて保存」で「ファイルの種類」から「PowerPoint 97–2003 プレゼンテーション」を選択する．

6) 10 枚のスライドを横 1 列に並べて，これをずらしながら投影していく装置があったためである．

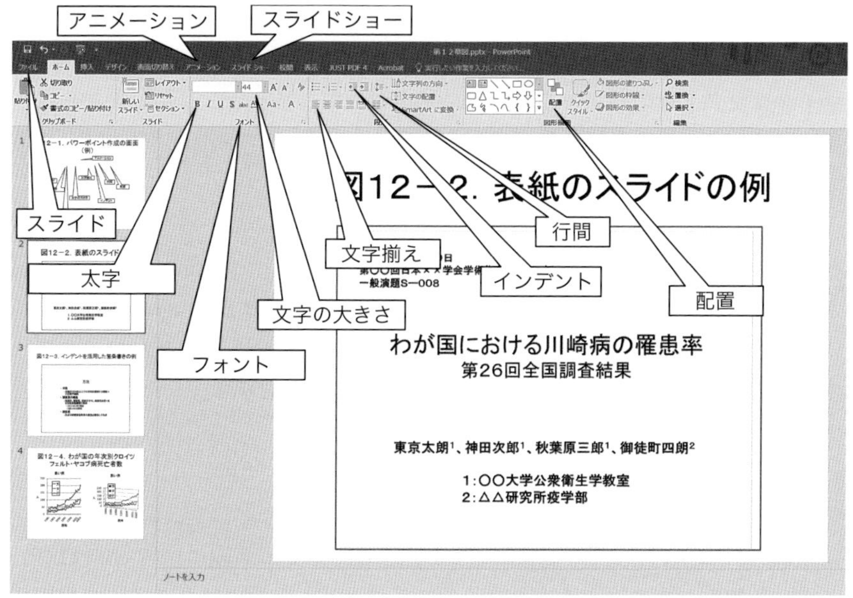

図 12–1　**パワーポイント作成の画面(例)**

とになる．このいかがわしいαについては後述する．

なお，連載原稿執筆後に「スライドは 10 枚以内」という制限付きの学会があった．以前のような物理的な制限はパワーポイントファイルにはないので，「時間厳守」のための主催者の 1 つの方策だと思う．与えられた発表時間をきちんと守れば，それほどこだわらなくてもよい(と思う)[8]．

---

7) 筆者はある学会のシンポジウムで，持ち時間 20 分で最終的に 73 枚のスライドを使って話をしたことがある．事前に座長の安村誠司教授(福島県立医科大学)にスライドの枚数を伝えると，「枚数を減らせ！」と強く言われた．「きちんと制限時間内に終わる」と主張する私との間に賭けが成立した(もちろん，賭けの対象は終了後のビール)．発表では 12〜13 分頃から余裕をもってしゃべることができ，19 分 32 秒で終了したときには聴衆には見えないように，安村教授に向かってガッツポーズをした．彼も残念そうに拳を振り下ろしているのが目に入った．2009 年 1 月 23 日の第 19 回日本疫学会学術総会メインシンポジウム「疫学的エビデンスから健康政策へ」での出来事である．2020 年 11 月 29 日の日本医事法学会第 50 回研究大会のシンポジウムでは 67 枚 20 分をぴったり時間通り発表した(全然懲りていませんね)．このときは座長の 1 人だったので，賭けはしなかった．発表に慣れない人は，このようなことは絶対に行ってはいけない．

8) 結局この学会では，スライドを 23 枚使って発表した．m(_ _)m

3 スタイル

コンピュータを利用してスライドを作成できるようになってからは，極端な話だが，手間をかけずに，どのような色の組み合わせでも可能となった．当然のことながら，図はさまざまな色をつけてわかりやすく提示する必要があるが，文章は背景と文字の色に配慮する必要がある．一昔前まではプロジェクタの明るさに制限があったので，黒，または濃紺の背景に白の文字(強調するときには黄色か黄緑)を使うことが多かったが，近年は光量が増したので，白の背景に黒の文字(背景が白だと，強調する文字にはいろいろな色が使えるようになる)でも結構読みやすくなった．しかし，これ以外(黒・濃紺 or 白以外)の背景の色は，見る人の目がチカチカするだけであり，避けるべきである．

4 使用するフォント

これもコンピュータの進歩のおかげで，さまざまな，なかには奇をてらったフォントを使用することも可能となった．しかしながら，奇をてらったフォントのなかには，読みにくいものもある．なによりも，学会会場でスライドの投影に使用するコンピュータにそのフォントが準備されていなければ，文字化けは必至である．

文字化け予防のため，学会事務局からは使用するフォントを「MS 明朝」か「MS ゴシック」[9] に指定されていることも多い．このような場合には必ず学会事務局の指定に従い，指定がなくても初心者はこの 2 つのフォントのどちらかを使用するのが無難である[10]．

9) フォントの一覧(たとえばパワーポイント 2016 だと，「ホーム」の画面の「フォント」で現在使用しているフォントが出ているし，この横の▼をクリックすると，そのコンピュータで使用できるフォントの一覧が出てくる．そのなかに，「MS P 明朝」「MS P ゴシック」というのがある．P は proportional の意味で，P がついたフォントを用いると 1 文字の幅が配慮された文字配置となる．たとえば「に」と「り」では実際に使用している文字の幅が違うが，P がないフォントではどちらも同じ幅で出てくるのに対して，P がついていると「り」の次の文字は少し前に(「り」に近づいて)配置されて，読みやすくなる．アルファベットでは i と w など，幅が大きく異なる文字があるので，P を使用するほうが一般的である．学会事務局からの指定が「MS 明朝」である場合でも，「MS P 明朝」を用いても，特に問題はないようだ．

5 全体の構成

一連のスライドの構成は，次のようになる．まず，最初のスライドは演題名と発表者(抄録に掲載した演者全員)とその所属を明記する(図 12–2)．左上に演題番号などを書いておいたほうが親切かもしれない．

場合によってはこの次に COI 開示のスライドを入れることもある(図 4–1，図 4–2 ☞ p42)．あるいは 1 枚目のスライドの最下部に「本研究に関して開示すべき COI はありません」と 1 行入れて済ませることもある(開示するべきものがない場合には)[11]．

2 枚目からは本論に入るが，これは抄録を書くときと同じように，いわば引き算の問題となる．すなわち，まず 2 枚目には研究の背景，3 枚目には研究方法を記載する．それぞれ 1 枚ずつで納めるように工夫する[12]．この 2 枚はパワーポイントの「タイトルと縦書きテキスト」[13] を使って箇条書きにしたほう

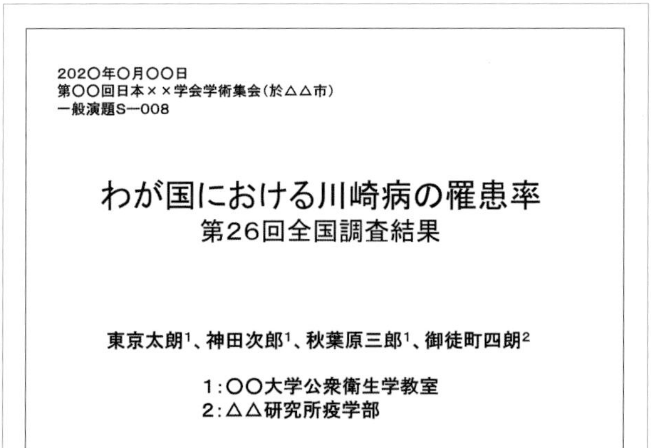

2020年〇月〇〇日
第〇〇回日本××学会学術集会(於△△市)
一般演題S—008

わが国における川崎病の罹患率
第26回全国調査結果

東京太朗[1]、神田次郎[1]、秋葉原三郎[1]、御徒町四朗[2]

1:〇〇大学公衆衛生学教室
2:△△研究所疫学部

図 12–2　表紙のスライドの例

---

10) 学会発表の評価は，結局は，第一が「内容勝負」，これに続いて「わかりやすい発表」である．内容がないのに凝ったフォントを使って奇をてらった発表をするのに対しては，「顔を洗って出直してこい！」とか，「ボスの顔が見たい」と言いたくなる．

11) 2 枚目に COI 開示のスライドを入れた場合には，以下の記述の「x 枚目」は「x＋1 枚目」と読み替えること．

12) とはいっても，後述するが，小さな字で 10 行以上にもわたって記載しても，聴衆は読んではくれないし，そこから先の当該演題に対する期待も薄らいでいくであろう．

が，文章で書くよりも理解しやすい．

あとは残りの枚数で「結果」「考察」「今後の展望」「本研究の利点と欠点」などを記載していく[14]．いずれも，それぞれのスライドは「タイトルのみ」を選んで，タイトルの部分に「結果(1)」「考察」などと見出しを入れて，今，何を説明しているのかが一目でわかるようにしておいたほうがよい．

結果では多くの場合，図を使って，その研究で得られた結果を聴衆の視覚に訴える．細かな数字を出す必要はないので，表は用いないほうがよいし，図にも数値を入れる必要はない[15]．考察以下の部分も背景などと同様に，タイトル＋箇条書きのほうがわかりやすい．

最後に 1 枚，「ご清聴，ありがとうございました」というスライド[16]を入れて，終わりにする[17, 18]．

全体の構成は以上のとおりだが，そこにはストーリー(流れ，といってもよいのかもしれない)があると，発表を聞いていて内容がよく理解できるようになる．逆に，流れがなく「方法」や「結果」がブツブツと切れていると，聞きにくくなる(と筆者は感じる)．この点は第 14 章の「発表原稿」で再度触れる．

---

13) 「ホーム」の「新しいスライド▼」をクリックして「タイトルと縦書きテキスト」を選択し，テキストの部分を右クリックして「図形の書式設定」→「サイズとプロパティ」→「テキストボックス」で「縦書き」を「横書き」に変える．

14) この点が引き算である．要するに使用するスライドの枚数をあらかじめ決めておき，これから「背景」と「方法」で使用する枚数(本文にも書いたように，通常は 1 枚ずつ)を減じた枚数が，残りの部分となる．なお，最初のオープニングのスライドと COI 開示スライド，それに最後の 1 枚は枚数に勘定しなくてもよい．この 2 枚(3 枚)がスライド枚数の「発表時間＋α」のαに相当する．

15) 特に口演の学会発表では，全体の状況を説明することや，当該スライドで発表者は何を聴衆に伝えたいのかを明らかにすることを目的とするべきで，細かな数値などは後に論文化するときに提示すればよい．

16) このスライドの背景に自分が所属する組織の建物の写真や，発表に関連するイラストなどを入れる遊び心があってもよい．最近は国際学会(国内学会でも散見される)で，ここに研究に寄与した人たちの顔写真を並べることがあるが，著者の個人的見解としては，舞台裏を見せられても面白くも何ともないと思う．

17) 実際の学会ではパワーポイントのスライドショーで投影するため，最後のスライドから次に移ると，画面が暗くなり，上のほうに小さな文字で「スライドショーの最後です．クリックすると終了します」という表示が出る．しかし，筆者はこれでは味気ないと思う．

18) 筆者が最近愛用している最終スライドを図 12-3 に示す．これは「最後の北斗星」だけでなく，「最後のブルートレイン」である．平日だったので午前中仕事をさぼって撮りに行った．m(_ _)m

ご静聴、ありがとうございました
2015年8月23日 北斗星最終日

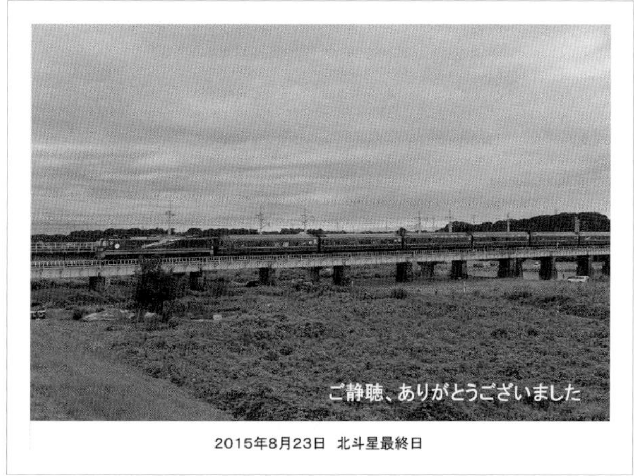

図 12-3 最近筆者が好んで使用している最終スライド
(東北本線岡本―宝積寺間鬼怒川鉄橋)

6 抄録を書いたときと状況が変わっていたら

抄録を書いた(提出した)ときから実際の学会での発表までには一定の時間が経過しているので，状況が変化していることもある．このような場合には，まったく気にすることなく，抄録とは異なっても最新のものを出そう．臨床系の学会では冒頭で，「その後の新たな症例を追加したため，発表は抄録と一部異なります」と断ることはよくある話である．

7 細かな留意点(しかし，重要)

1) 1枚のスライドに詰め込みすぎない

やたらに行数が多かったり，小さな文字で細かく記載したスライドは，読む気(発表を聴く気)がそがれる．通常の文字の大きさは24ポイント程度を最小の目標としたほうがよいし，箇条書きは7〜8行程度を目安(10行が限度)にしたほうがよいだろう．なお，できるだけ見やすいように，すべて「太字」を使ったほうがよい．

箇条書きの行数が少なくて下が空いた場合には，「行間」を変更して上下いっぱいになるようにする．

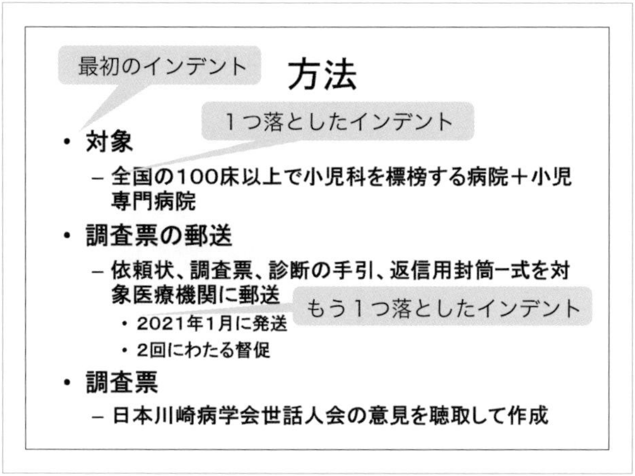

最初のインデント
方法
1 つ落としたインデント
- 対象
  - 全国の100床以上で小児科を標榜する病院＋小児専門病院
- 調査票の郵送
  - 依頼状、調査票、診断の手引、返信用封筒一式を対象医療機関に郵送
もう 1 つ落としたインデント
    - 2021年1月に発送
    - 2回にわたる督促
- 調査票
  - 日本川崎病学会世話人会の意見を聴取して作成

図 12-4　インデントを活用した箇条書きの例

2) 箇条書きにインデントの活用を

図 12-4 に示す例のように，箇条書きにインデントを活用してメリハリをつけるとよい．

3) 凝った図は作らない

図 12-5 に示す 2 つのグラフは同じ内容(データ)である．コンピュータによって図 12-5 右のような凝ったものを容易に作成できるようになったが，学会発表(論文も同様)では事実を正確に伝えることが最も重要なので，左のようなシンプルなものを心がける．なおこの点は図 9-14(☞ p101)でも触れた．

4) やたらに強調しない

文字の色を変えたり，フォントや大きさを変えて強調するのはよいが，せいぜい 1 枚のスライドに 1 か所と心得よう．強調する部分が多いと，もはや強調ではなくなり，スライドが読みにくくなり，聴衆の関心が遠のく．

慣れてくると，パワーポイントのアニメーション機能[19]を活用するといろいろと強調でき，聴衆の関心をそらさないかもしれない．

---

19) 1 枚のスライドの内容が一度に出るのではなく，クリックするごとに 1 つずつ出てくるなどの効果を出すことができる．

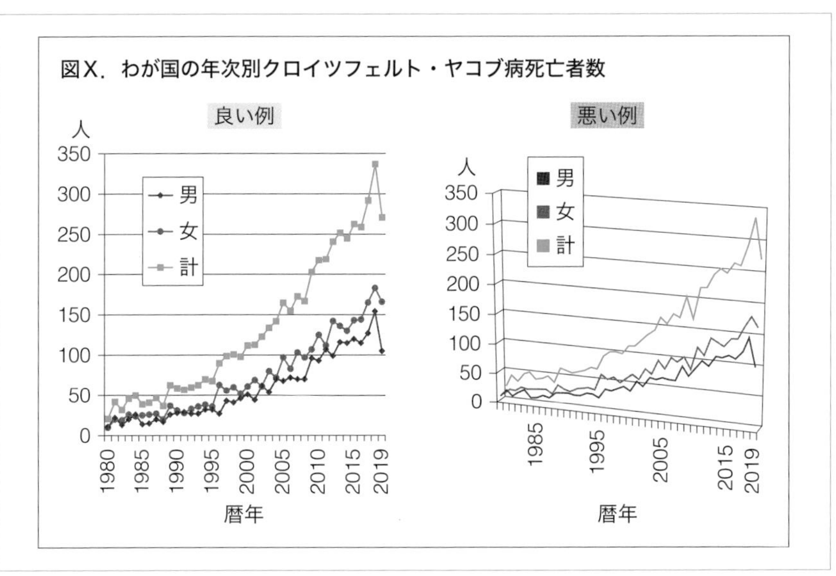

図 12-5　図はシンプルに

5) 文章は「である」調で

スライド内に文章[20]の記載がある場合には，「です・ます」調ではなく，「である」調を使う．

6) パワーポイントの機能の活用

スライドをきれいにまとめようとすると，1つの枠を1枚のスライドの中央に配置したり，枠の中では中央揃えをする必要が出てくる．これを手で行ってもよいが，せっかくパワーポイントがそのような機能を準備してくれているので，これを活用しない手はないし，そちらのほうがきれいに仕上がる．

7) そのためにはパワーポイントに慣れること

時間があるときにいろいろと遊んでいると，気づくことも多い．あるいは，興味深い機能を使いこなしている人がいたら，使い方を尋ねてみてもよいだろう．

20) 箇条書きではなく，（主語と）述語があるもの．

8) ファイルの提出

できあがったファイルは，学会事務局が指定する方式で提出する．ファイル名を指定される（演題番号などを入れることが多い）こともあるので，その場合にはその指定に従う．多くの場合，学会の際に「発表の○時間前までに，スライド受付に USB メモリに入れて持参すること」となっているが，場合によっては学会の前に期限を指定されて送ること（USB メモリなどの郵送，または電子メールに添付して）を求められることがある．

9) ファイルは必ず自分で持って行く

次章の「ポスターの作成」もそうだが，学会に行く際には，行きは必ずポスターや USB メモリを「機内持ち込み手荷物」に入れて持参する．空港で預ける荷物に入れて，これが目的地で出てこないと，発表までのエキサイティングな時間を過ごすことになる．なお，同行者がいる場合には，同じファイルを持参してもらう．海外の学会に航空機を使って参加するときは必須事項だが，国内学会でも航空機を利用する場合には同様である．

その他，取ることができるあらゆる手段を使って，学会場にファイルが届かない場合のバックアッププルートを確保しておくほうが無難である．

8 究極の文字化け対策

日本語で作成した国内学会用のスライドでも，前述のとおり文字化けすることが稀にある．国際学会用に英語で作成したスライドは，外国でのコンピュータでは文字化けすることが稀ではない．特に英語以外の言語で，アルファベットに飾りがついたり，アルファベット以外の文字を使う言葉[21]の国のコンピュータで，日本のコンピュータのパワーポイントで作成した英語のファイルを開くと，文字化けするものであると覚悟しておいたほうが無難である．当然のことながら，アルファベットやアラビア数字でも全角文字だと，外国のコンピュータでは文字化けする．

そこで究極の文字化け対策．まず，当然のことながらパワーポイントでスライドを作成する．これが完成したら，スライド 1 枚ずつのファイルに分割す

21) ドイツ語のウムラウト（ä）や，フランス語のアクサン・テギュ（é），セディーユ（ç）などが，その例．

る(スライドの枚数だけ，ファイルができる)．これを1枚1枚，pdfファイルに変換していく[22]．できあがったpdfファイルを1つずつ，別のパワーポイントの白紙のスライド1枚ずつに貼り付けていく[23]と，完成したパワーポイントの上にはpdfしか載っておらず，どのようなコンピュータでも文字化けの余地はないはずである．

筆者は外国での発表でパワーポイントを使う場合には，必ずこの方法を利用している．問題点として，発表で使用するパワーポイントファイルの変更が容易ではないことと，解像度が若干下がり，スライドが雑になるという点があるが，文字化けが起きて演台で慌てるよりはずっとよいと思う．

9 動画付きスライド

パワーポイントに動画を組み込むことも可能である．発表を印象づけたり，わかりやすくするためには有効な手段である．

ただし，学会発表におけるパワーポイントの2大トラブルは文字化けと組み込まれた動画である．動画によるトラブルを回避するために，学会によっては動画付きスライド使用を禁止しているところもある．また，組み込む動画の形式を指定している場合もある．いずれにしても学会事務局の指示には従う必要がある．

動画付きスライドを使用するときには，発表会場の受付でのスライド試写の際に予定どおりに動くかどうかを必ず確認する．そして，万一動かない場合には，動画なしファイルと交換する．すなわち，あらかじめ動画付きパワーポイントと動画なしパワーポイントの2つを準備しておき，動画がうまくいかない場合には差し替える用意が必要である．発表原稿(☞ p142)がある場合には，これも2種類準備する必要がある[24]．初心者がいきなり動画付きスライドで発表することは，避けたほうが無難である．

---

22) パワーポイントの「ファイル」→「エクスポート」→「PDF/XPS ドキュメントの作成」で行う．

23) Acrobat Reader で開いた pdf ファイルは，「編集」→「ファイルをクリップボードにコピー」でクリップボードに保存し，パワーポイントに移って白紙のスライドの上で右クリックから貼り付け，最後は大きさを調整すると，1枚のスライドが完成する．

24) 動画付き発表原稿を見ながらその場で動画なし対応ができればよいが，初心者にはハードルが高いかもしれない．

10 音声付きスライド

新型コロナウイルス蔓延の影響で，学会が対面ではなく，ウェブでの開催，というのも増えてきた．その場合の口演では，①演者自身が自分の電子機器から画面を共有して，同時に話を進めていく，②あらかじめ音声(発表内容)付きのパワーポイントを作成し，これを学会事務局に送って，事務局が適切な形で聴衆(これも遠隔で電子機器を利用して)がスライドを見ながら発表を聴取する形のいずれかとなる．後者の場合には指定のサイトにパワーポイントファイル(あるいは事務局指定の形式に変換したファイル)を事務局がアップし，聴衆は時間にとらわれずに都合のよいときにオンデマンドで聴取することができるようにすることも可能となる利点がある．この場合，演者は発表内容の音声付きパワーポイントを作成しなければならないが，「スライドショー」→「スライドショーの記録」から音声を入力することができる[25)]．「先頭から録音を開始」を選択すると，スライドショーが始まり，スライドが映っている間中，そのスライドに対する音声を入力することができる．スライドを次に移せば，次のスライドに対する音声入力の開始となる．しくじった場合にはいったん中止して，「現在のスライドから録音を開始」すれば，そのスライドに入れた「失敗音声」はキャンセルされ，新たなものが入力されていく[26)]．すべて入力し終わった後でスライドショーを行えば，音声が出てきて，入力(録音)したものを確認することができる[27, 28)]．

25) もちろん，使用するコンピュータにマイクが付いていることが前提条件である．

26) 現段階では，1 枚のスライドに入力した音声の途中までを生かし，その後から録音をし直す，という機能はないようである．当該スライドの最初から入れ直すしかない．

27) もちろん，全体の時間を計り，制限時間を超過していたら修正を加えて，時間内に収めること．

28) そのうち一度，機会があったら BGM 付きで発表してみたいと思う．選曲が発表内容に合致していれば，素晴らしいと思う．

学会発表・論文執筆デッドセクション

利益相反の例

ちょうど利益相反に関連する事項を記載中に，参考になる論文が発表された（きちんとした形ではなく，ウェブ上で）．European Journal of Public Health に掲載されたもので，近年，酒類関連企業や関係団体からの研究費で実施された研究に関する論文が増えてきているというものである．このようなことが明らかになるのは COI 開示のおかげだが，一方でこの論文の著者は「全容が明らかになっているわけではない」として，COI 開示に疑念も呈している．

なお，筆者はこの論文の存在を新聞記事で知ったが，きちんと論文をダウンロードして目を通したうえで，この原稿を執筆している．

Golder S, et al. Declared funding and authorship by alcohol industry actors in the scientific literature：a bibliometric study. Eur J Public Health 2020；30(6)：1193–1200. doi：10.1093/eurpub/ckaa172.

ポスターの作成

POINT

1. ポスターは目立つように，多少派手になってもかまわない．
2. 大きさは学会からの指定を遵守する．
3. 「1 枚方式」か「スライド方式」か，使用する紙などの選択は状況に応じて判断する．
4. 教材の提示など，ポスター発表でしかできないことを積極的に採用する．

本章ではポスター発表に用いるポスターの作成について述べる．

1　内容よりもまず……

ポスターも前章で紹介したスライドと同様に，当然のことながら「内容勝負」だが，その前に検討しておかなければならないことがある．要点は表 13-1 のとおり．

全体の大きさ（学会事務局が提供してくれるポスターを貼付する場所の幅と高さ）は学会が指定するので，これには従う必要がある[1, 2)]．通常は左上に一定の大きさの演題番号を事務局が準備するので，そこは空けるように指示があるが，作成するポスターのその部分を欠き取る必要はなく，白紙にしておけばよい．多くの場合，演題番号はあらかじめピン留めされているので，これをいっ

1) 幅が広すぎると隣の発表者に迷惑をかける．縦が長すぎると，ポスター貼付場所が少し高くて下に伸びている分にはまだ許せるが，手前の床に這わせるようになると，みっともない．

2) ときに，指定の大きさよりもかなり小さなポスターで，周囲に背景のボードがたくさん見えているものを見かけることがあるが，感心しない．口演での発表時間と同じで，与えられたスペースを最大限に活用するべきである．どうしても埋められない，ということであれば，ポスターの文字を大きくすればよい．

表 13-1 **ポスター作成の際の留意点**

全体の大きさ	これは自分では決めることはできない．学会の指定を遵守する．
全体の構成	1 枚のシート(1 枚方式)か，複数のシートを張り詰めるか(スライド方式)
用紙	通常の紙，上質紙，布．紙の場合の色
印刷機器	特殊なサイズや質の用紙などの印刷に対応できる印刷機器が使用できるか
輸送方法	会場の都市まで飛行機を利用する場合，機内持ち込みができる大きさか

たん外してポスターを貼付し，その後で上からもとの場所に貼ればよい．

ポスターは全体の構成が最大のポイントである．指定の大きさのポスターを1枚で作る(以下，本章では「1枚方式」と表記する)のか，それとも複数のシート(たとえば，A3用紙)を指定の場所に張り詰めていく(同「スライド方式」)のか．いずれの場合でもパワーポイントで作成するのが一般的だと思う．1枚方式の場合には「デザイン」→「スライドのサイズ」で「ユーザー設定のスライドのサイズ」を選択し，幅と高さを学会事務局指定のサイズに設定し，あとは1枚のスライドに自由に文章や図表を配置(通常はコピペ)することができる．ただし，パワーポイントでは幅，高さとも144.24 cm[3)]が指定できる最大値なので，与えられたポスター貼付場所の大きさがこれよりも広い場合には，実際の大きさと縦横の比を変えずにパワーポイントで収まる大きさに指定し，後は印刷の際の拡大印刷機能を使って打ち出しを作成する[4, 5)]．

一方，スライド方式は口演の際のスライド作成と同様の発想で，まず規定の大きさに何枚のシートを貼ることができるかを計算し，この枚数に合わせて1枚ずつ作成していくことになる．ただし，一番上の演題名と演者(所属)は1枚に納めると小さすぎるので，複数の打ち出しを作成してあらかじめ貼り付けて会場に持参するか，それとも会場でうまく重ね合わせて貼付するかのどちらかになる．

このように書くと1枚方式のほうが利点が大きいが，問題点もある．まず，印刷機の問題．通常のプリンターで使用できる紙は大きくても最大A3である．

3) なぜ，このような中途半端な数値なのか，わからない．これをインチやフィートに換算しても，中途半端である．

4) たとえば学会の指定が「高さ 200 cm，幅 100 cm」であれば，パワーポイントでは高さを 100 cm，幅を 50 cm で指定して作成し，プリンターでは縦横とも倍の大きさで出力する．

5) 印刷業者に出力を依頼する場合には，「縦横の比を変えずに，これこれの大きさで」と指定すること．

1 枚方式ではこれ以上の大きさの出力が可能なプリンターが使用できる環境でなければならない．大学などだと図書館で利用できることもある[6]が，そうでない場合には，市中でこのようなプリンターを利用できるコピーサービスを行っているような所[7]を探すか，あるいは印刷業者に依頼することになるが，経費の問題が生じてくる[8]．使用する紙の質の問題も生じてくる．通常の紙よりも上質紙や光沢紙を使用したほうがきれいに仕上がり，見た目もよくなる．スライド方式の場合はそのまま学会会場まで折らずに持参すればよいが，1 枚方式の場合には折りたたんで持参すると，折り目がついて何のために値段の張る紙に印刷したのかわからなくなるし，さりとて丸めて筒に入れると，大きすぎて飛行機での機内持ち込みができなくなることがある[9]し，持ち歩きも結構大変である．

最近はこのような問題点を解決するために，紙ではなく布[10]に印刷するという裏技も出てきたが，これに対応するプリンターはさらに限られているし，経費もさらにかさむことを覚悟しなければならない．

なお，多くの学会ではポスターの貼付場所は板などの見栄えがしない素材なので，スライド方式の場合にはまずきれいな模造紙(それも，白ではなく色つきのほうがよい)を全体に貼って，その上からポスターを 1 枚ずつ貼っていくと見栄えがよくなる．この場合に「大きな模造紙を学会場に運ぶ」という別の課題が発生するが，背景として使うので折りたたんで持って行っても，1 枚方式のポスターのように折り目が変に目立つことはあまりない．また 1 枚方式でもスライド方式でも，目立つようにあらかじめ色が付いた紙に印刷することも可能である．しかしそのときには文字や図表が読みにくくならないように，配色には十分注意する．

以上のような点を総合的に考えて，どちらの形式にするかを決定しなければ

6) このような点からも，研究を主な仕事としている大学や研究所の研究者を共同研究者にしておく利点がある．

7) ビジネス・コンビニとかオフィス・コンビニとか言うらしい．

8) 自分の大学の図書館のプリンターを利用してもそれなりに経費は必要なことが多いが，それほど高額になることもない．印刷業者に依頼すると，1, 000 円以内で収まることはないと考えたほうがよいだろう．

9) 前章でも書いた．以前ほどではないが，国内線でも国際線でも預けた荷物が目的地で出てこないことは「ある」と考えて行動したほうがよい．したがってポスターやスライドは，少なくとも行きの飛行機では必ず機内持ち込みにする．

10) 折りたたんでも折り目があまりつかないので，会場までの運送の問題は解決する．

ならない[11].

2 口演との大きな違い

ポスター発表では，口演と違って，目立たなければならない．なぜか？

学会では事前に抄録集が配布され[12]，興味がある演題が発表される会場に足を運ぶことになる．口演はその会場で次から次へと演題が出てくる．3番目の演題と6番目の演題を聞きたいが，その間はどうでもよい，という場合でも，いちいち席を立つのも面倒なので，そのまま4番目と5番目も聞いてしまう(ことも多い)．ところが，その中に思わぬ掘り出し物が，ということがないわけではない．

一方，ポスター発表では，まず口演よりも演題数が一般的に多い．広い会場で数多くのポスターが掲示されているので，お目当ての発表以外のポスターに，口演のように(仕方なく)お付き合いする，ということはあまりない．したがって，「通りすがりの聴衆(というより通行人？)」に自分のポスターに対して注目させるためには，「派手」な「目につく」[13]ポスターを作成する必要がある[14]．

以上のような点から，口演のスライドはオーソドックスなものがよいと思うが，一方でポスターは参加者の注目を集めるような，多少は派手で奇をてらったものでもかまわないようにも思う．しかし，「派手」と「下品」は紙一重なの

---

11) たとえば，学会会場までは鉄道で行くのであれば，飛行機における機内持ち込みの問題は生じないので，ハードルは1つ減ることになる．

12) 最近は資源と経費の節約のため，以前のように冊子体の抄録集(学会によっては「電話帳」と揶揄されているところもあった)が事前に配布されない学会もでてきた．この場合にはプログラム(演者と演題名)のみが配布されたり，抄録集が電子媒体(CDなど)やタブレット端末のアプリで配布されたりする．あるいはインターネット上で公開し，必要な場合には自分で取りに行け，ということも多くなってきた．学会事務局としては，経費節減の一環としてこのようなことを行っている．

もっとも最近は電話帳自体も薄くなり，そのうちなくなり，「電話帳」自体が死語になるかもしれない．

13) 今までポスター会場で一番目についたポスターは，ポスター自体ではなく，その作成方法である．何と，演者がその場で墨と筆でさらさらと書いていた．生きているうちに一度はやってみたいと思っている．(^_^)

14) 口演ではスライドが派手であろうがなかろうが，一定の参加者が演題を聴いてくれるのである．

表 13-2 読む気が起こらないポスターの特徴とその改善策

読む気が起こらない	→	読む気が起こる
ゴチャゴチャしている	→	整然と
全体の構成がわかりにくい	→	全体の流れ(左上から右下方向へ)
字が小さい	→	1 m 離れたところから読むことができる
読みにくいフォント	→	明朝かゴシック
配色が悪い	→	背景と文字の色の配色を工夫
文章が多い	→	図表(特に図)や写真を駆使する 研究に使用した物などを貼り付ける

で，下品に陥らないように，十分な注意が必要である．

表 13-2 に，ちらっと見かけて，読む気が起こらないポスターの特徴を並べ，その改善策を提示した．特に全体の流れは左上から右下に向かって進むことを考えたい．もちろん，左半分が上から下まで行き，そこから右半分の一番上に戻ってもかまわない．文字のフォントは明朝かゴシックが無難である[15)]．白または薄い色の地に黒または濃い色の文字，または濃い色の地に白または薄い色の文字にして，読みやすくする．地に模様や写真を使ったポスターを見かけるが，読みやすいものはほとんどなく，避けるべきであろう．文字の大きさはポスターから 1 m 離れても通常の視力の人が読むことができることを原則とする[16)]．

口演は，通常はスライドを使用しながら言葉を使って語っていく．これに対してポスター発表では，ポスターの前で説明したり，場合によっては数分の説明時間があらかじめ与えられていることもあるが，基本的にはポスター一本勝負である．したがって，参加者がポスターだけで内容が理解できるように，箇条書きではなく，文章で記載するのが原則である．そうなると，口演用スライドよりもポスターのほうが抄録に近いものとなるし，抄録を膨らませたものであれば論文に近い形になるかもしれない[17)]．

15) 口演におけるスライドとは違って，自分で打ち出して持参するので文字化けのおそれはなく，MS 明朝などに限定する必要はない．

16) ただし，表は少し小さくてもよいかもしれない．

17)「学会で発表した研究は，遠からぬ将来，論文にしなければならない」というのが筆者の基本的な考え方である．なぜならば，学会の抄録は基本的には論文の引用文献にはならないので，したがって学会発表は「研究の完成」という観点からはいまだ道半ばなのである．そうすると，口演よりもポスター発表のほうが，後の論文化ということを考えるとよいのかもしれない．

3 ポスターに盛り込む内容

目的，方法，結果，考察の4点セットはスライドと同様である．しかし，スライドのように「目的1枚，方法1枚」といった制限はそれほど必要なく，要は全体のバランスである．

結果で数値を提示する場合に，図と表のどちらを用いるか？ 口演のスライドでは表ではなく図を用いて聴衆の視覚に訴えることが重要なことは，前章で書いた．口演ではスライドが次から次へと流れていく[18]ため，これは当然のことである．一方，ポスターでは演題に興味がある参加者は時間をかけてゆっくりとポスターを眺めることができる．したがって多少細かな字になったとしても，表で生の数値を示すことがあってもよい[19]．一方で，やはりポスターでも視覚に訴えるためには，図のほうがよいという考え方もある．じっくり見る人のために，図の中に数値を入れてもよい[20]．

なお，前章で説明したスライドと同様に，文章を書く場合には「です・ます」調ではなく，「である」調を使う．

4 ポスターだからこそ，できること

たとえば健康教育の効果に関する発表で，教育に使用した教材をそのままポスターの一部分の代わりとして貼り付ける，という技ができる[21]．これは実物を提示することによって聴衆の理解を深めるという効果に加えて，前述の「通りすがりの聴衆の関心を引く」という効果も大きい．ただし，これもあまりド派手にやるとゴチャゴチャして全体がわかりにくくなり，なによりも下品になって逆効果となる．また，研究成果の発表ではなく，単なる教材などの宣伝と受け止められるかもしれない．要は程度もの，ということであろう．

ポスター全体を縮小してA4用紙1枚に打ち出す(1枚方式の場合)，あるい

18) 「紙芝居」ならぬ「証拠隠滅型電気芝居」と言う人がいる．言い得て妙である．

19) 本当に興味をもった人は数字をメモしていることもある．最近では(筆者もそうだが)，メモ代わりにデジカメやスマホで撮影することも多くなった．

20) 口演のスライドだと数値をじっくりと見る時間的余裕はないので，数値を入れても無駄である．むしろ，すっきりした図を示すほうが好感がもてる．

21) 口演だとスライドで写真を示すのが限度である．口演だと動画付きパワーポイントという手があるが，初心者にはハードルが少し高いことは前章で説明した．

はスライド方式を配布用として印刷して，参加者が自由に持ち帰ることができるようにポスターの前に置いておけば，その後の交流が深まる可能性がある．これも口演ではなかなかできない技である．前述のとおり，ポスターの中に少し細かな表がある場合には，表だけ別に打ち出しを作成しておくと親切であろう．配付資料[22)]を準備する場合には，必ず演者の連絡先を記載しておくようにしよう[23)]．

5 音声付き「ポスター」

前章でも述べたとおり，ウェブによる学会の開催が盛んになってきた．ウェブ学会でのポスター発表は事前にポスターを提出し，これを一定期間インターネットで公開し，時間を定めて討論を行うのが一般的である．この場合には1枚方式で作成する必要がある．また，一定時間内での音声の録音が可能な（というよりも，これが求められることのほうが多い）場合があるので，この場合には前章で紹介した方法で音声を録音したパワーポイントファイルを送付する．

6 本章の終わりに

以上のように，発表形式としてのポスターと口演はそもそも根本的に異なるものである．ここまできちんと考えたうえで，学会に演題申し込みを行う際に，どちらを希望するかの意思表示をしていただきたい，というのが筆者の結論である．

---

22) こうなったら，ポスターやデータを自分のサイトにあらかじめ置いておき，その URL（アドレス）だけを紙に打ち出して配付するという手もある．しかし，そうなると「学会って何なの？」という話にもなりかねない．「何も発表者が一堂に会さなくても，バーチャル空間で学会を開けばよい」ということになるかもしれない．しかし，ネットを通じて懇親会は絶対にできないのだから，「懇親会のためだけの学会」となったとしても，今の時代ではそれはそれで，それなりに学問は進歩するのでは？（と思う）．

と，初版に書いたが，2020 年の新型コロナウイルス感染症のために，現実のものとなった．

23) 今の時代，郵便物の宛先や電話番号よりは，電子メールのアドレスでしょうね．

発表原稿

POINT

1. 発表用の原稿を作成し，できれば丸暗記する．
2. 発表時間は厳守する．しかし，30 秒以上余らせない．
3. スライドとリンクさせ，ストーリーを大切にする．
4. 予行演習会で，問題点は徹底的につぶしておく．

本章では主として口演における発表原稿の作成について述べる．

1 その前に考えなければならないこと

発表原稿を作成する前に確認しておかなければならないことがある．学会発表(本章では主として口演を意識しているが，ポスター発表における数分間の口演も含んでいる)でときどき(しばしば？)見かける光景だが，原稿の棒読みがある．堂々と棒読みするのならまだしも，多くの場合には原稿のほう(下)を向いて[1)]，ボソボソと抑揚のない小さな声で原稿を読み上げている．このような光景は，見ている側も気が滅入ってきて，「やめてくれ！」と言いたくなる．とはいっても，初心者が発表原稿なしで学会発表に臨むのも無謀である．では，どうしたらよいか．

図 14–1 に，口演の進化の過程を示す．まずは発表原稿を読み上げる．次第に慣れてくると，原稿ではなくメモ程度のものを作成し，これをチラチラと眺めながら発表する．そしてさらに発表慣れすると，原稿もメモもなく，スライドだけを参照しながら発表できるようになる[2)]．このステップを一気にクリアする方策として初心者でもできるのは，作成した原稿を丸暗記して発表に臨む

1) すなわち，うつむき加減，あるいは伏し目がち．

2) 筆者も若い頃は発表原稿を書いて，緊張感をもって学会に臨んでいた．英語での 1 時間の報告でも(横着をして)原稿を準備しなくなった今から考えると，あの緊張感は本当によかったと思うし，二度と味わえないのが残念である．

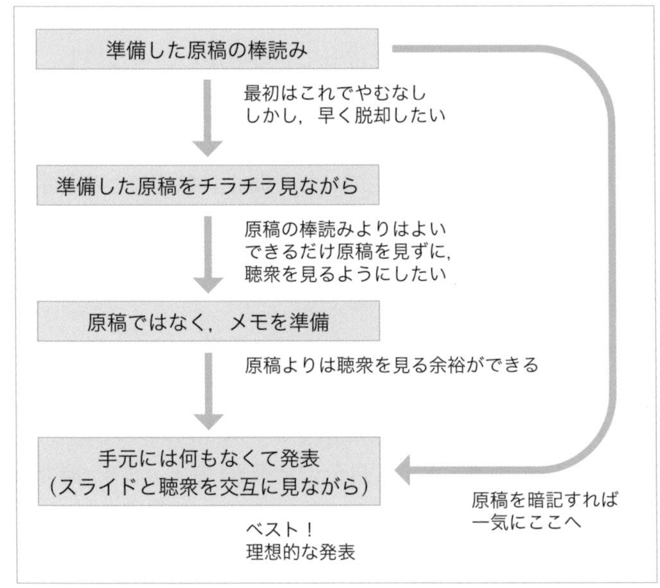

図 14–1 **口演の進化の過程**

ということがある[3)]が，記銘力に致命的な欠陥をもつために，このようなことがやりたくてもできなかった筆者は，他者には強制はしない．しかし，いずれにしても初心者には発表原稿が必要だが，いつまでたっても「発表原稿を準備すればよい」ということではないことを，確認しておこう．

2 原稿の量

学会事務局から発表に与えられた時間は厳守しなければならない[4)]．しかし，たとえば「発表時間は 8 分」と指定されているところを 4 分で終われば，学会事務局や座長は喜ぶかもしれないが，発表者のやる気が疑われる[5)]．8 分であれば 7 分 30 秒以上，しかし絶対に 8 分は超えない，というのがベストで

3) このような場合でも，お守り代わりに原稿を壇上まで持参してもよいだろう．

4) 発表時間を守らなくてもよいと考えている，あるいは発表時間に頓着しない猛者をときに見かけるが，時間オーバーでどうやって終わらせようかと困惑しながら聴いている座長としては，心のなかでは「演者のところに行って口をふさいでしまいたい」，あるいは「即座に演壇から引きずり降ろしてしまいたい」と考えてしまうこともある．

5) この点は，第 11 章に書いた抄録の字数と同じ考え方である．

ある[6)].

実際の発表では，速く喋ると何を言っているのかわからないし，ゆっくりすぎると間延びして，聴く気がなくなる．適切な速さで，テンポよく喋る必要がある．1分間で喋る発表原稿の文字数は人によって異なるが，NHKのニュースでは1分280文字で原稿を作成していると聞く．参考になる数字である．

3 文体

「です・ます」調か，「である」調か．前々章，前章とスライドやポスターの中の文章は「です・ます」調ではなく，「である」調を使うと書いた．しかし，実際に喋る口演においては，「である」調はぶっきらぼうに聞こえなくもない[7)]．筆者は「です・ます」調が無難と考え，自分の発表も「です・ます」調である．

4 スライドとのリンク

当然のことながら，口演はスライドとリンクして行うものである．口演は口頭でスライドの説明をする，と割り切ってもかまわない[8, 9)]．したがって，発表に用いるスライドの順に発表原稿を作成していく．というよりもむしろ，スライドごとに発表原稿のページを変えていくのも1つの方法である．すなわち，スライドの枚数と同じページ数の原稿を準備し，原稿の各ページには冒頭に「スライド5」といったスライド番号を入れておけば，わかりやすい．そうでなくとも，原稿の余白にスライド番号はきちんと入れておかないと，実際の発表の場で映されているスライドと喋っている内容がずれる，という事故が起こる．スライドのパワーポイントファイルに，スライドごとに「ノート」(スライ

6) そこの会場の発表の進行が遅れているので，発表時間は短いほうがよいのではないか，などと発表者が気を遣う必要はない．全体の進行の遅れは学会事務局，あるいは座長の責任であり，発表者はあらかじめ与えられた時間を，発表者の権利として十分に使うべきである．

7) このような二重否定は，本来は使うべきではない．しかしここで「ぶっきらぼうに聞こえる」と書くと，やはりこの表現自体がぶっきらぼうな感じがする．

8) 人間に入ってくる情報の7〜8割は視覚を通じて，といわれている．そうすると，いくら頑張っても口演の声(聴覚)がスライドを上回る情報を提供できるとは思えない．

9) スライドで示していることを喋っているのだが，スライドとは関係なく原稿を棒読みしているだけ，という発表をときどき見かけるが，感心しない．

ドの下に出てきて，作成者が自由に書き込めるが，スライド上には現れない）に口演原稿を入れておき，スライドとノートを打ち出して発表原稿とする方法もある[10]．

スライドに従って発表原稿を書いていくとすれば，おのずと内容は決まってくるので，ここではクドクド記述はしない．

5 口演にメリハリをつけるために

学会発表の初心者として原稿を朗読するにしても，一本調子ではなく，メリハリをつけたい．たとえば，強調したいところでは，声を大きくする，あるいは小さくして注目を集めるようにするといったテクニックがある．あるいは少し間を置く，ということもある．こういったことを原稿にあらかじめ書き込んでおくのもよいかもしれない．

6 口演のスタートは

これは実は難しい．座長が「次は演題番号 3–28××市における 3 歳児の肥満と間食：市内全保育所・幼稚園調査より　発表は○○研究所疫学部の△△先生です」と紹介しているのに，改めて演者が「演題番号 3–28『××市における 3 歳児の肥満と間食：市内全保育所・幼稚園調査より』を○○研究所疫学部の△△が報告します．よろしくお願いいたします」と冒頭で述べるのは，時間の無駄だし，聞いていてもうっとうしい[11]．単に「○○先生（座長の名前），ありがとうございます．ご紹介いただいた△△です．早速発表に入ります」[12] でかまわない．

逆に座長が「次の演題は 3 歳児の肥満と間食に関するものです．△△先生，

---

10) 発表の際にパワーポイントのノートに書かれた原稿を読めばいいじゃないか，と思うかもしれないが，多くの学会では演者の手元の画面にも大画面と同じスライドショーが出るだけで，ノートまで出ることはないと考えたほうがよい．

11) 2 つの問題がある．1 つ目はこれを読むだけで 20 秒程度かかる．発表時間が 8 分だとすれば，発表時間の 1/24 をこれだけで浪費していることになる（この部分の文字数は 72 文字で，1 分 280 字換算だと 15 秒である．ただし，○や△も 1 文字としている）．2 つ目の問題として，最近やたらにこの「よろしくお願いいたします」を耳にする．単に社交辞令，あるいは皆が言っているから，というのであれば，やめたほうがよい．

12) これだと 38 文字．

よろしくお願いいたします」といった，比較的そっけないものであれば，前述のような丁寧な冒頭でもよいのかもしれない[13]．

原稿にはきちんと書いておいて，発表現場でその場の状況に合わせて簡略化する，という方法でいかがだろうか．

7 ストーリー(流れ)

前々章の「スライドの作成」で，発表全体でストーリーを語る(あるいは，流れを作る)必要があることを述べた．具体的にいうと，たとえば「方法」では，一般に何をどうしたかということを時間の流れに従って説明していくとスムーズである[14]．「結果」の部分ではまず全体の結果を示し，その次に部分的な結果を提示していく[15]．どの部分でもそうだが，A を説明し，その後で B を説明した後に A′に戻る，というのは，流れを無視しているといわざるをえない．やはり，A → A′ → B と進むべきであろう．

ときどき，「結果．結果はスライドに示すとおりです…」と，セッションのタイトル(ここでは「結果」)を発表の中で示す人がいるが，これはむしろ流れを断ち切るようなことになっていて，感心しない．

そういう点では，スライドに書かれたことをそのまま読んでいく，あるいはスライドに示されたデータを全部読み上げていく，というのも，「流れ」という意味からは避けるべきである．たとえばスライドで結果を図[16]で示した場合，それぞれのデータを読み上げても，ほとんど意味がないし，聴衆も聴いていない．それよりも，この図で何を言おうとしているのか，ということをきちんと説明するべきである[17]．

---

13) 「よいのかもしれない」という微妙な表現を使っているのは，どちらかというと必要がないと考えているからである．いくつか理由があるが，①このときにはすでに最初のスライドで演題名と演者名(所属も含めて)が出ていること，②場合によっては学会事務局が別のプロジェクタなどで演題名などを映してくれる場合もあること，③聴衆も抄録集やプログラムを見て来ているので，それなりに情報をもっている(はずである)こと，などがある．

14) ①対象者の選定，②調査方法，③データの解析方法，といった順序が時間的な流れに沿っている．

15) たとえば，まず対象者全体の結果を示し，その後に男女別の結果を示す．さらに，男の年齢階級別解析，といった，大きなところから細かなところにスムーズに移動していくことが必要である．

16) 表よりは図，と前々章では書いた(☞ p125)．

8 原稿ができあがったら，予行演習会

いくら立派な発表原稿ができあがっても，それだけで「準備完了」では心もとない．学会発表に慣れていない人は，書き上げた原稿を学会発表慣れした人に目を通してもらい，問題点を改善しよう．

その後にぜひやってほしいのは予行演習会(予演会[18] と略すことがある)である．できるだけ多くの関係者に集まってもらい，まず，学会発表と同じつもりでスライドを使いながら発表する[19]．なお，当該研究に精通している人は精通しているために出てこない疑問(研究を実施する段階で，当然のことながら一定の解決をみているため)などがあり，当該研究から少し離れた人にも参加してもらって，当事者が気づかなかった問題点を指摘してもらうとよい．発表の後に通常の学会であれば質疑応答だが，予演会は学会とは違っていわば身内の会なので，通常の学会で出るような質問だけではなく，細かな問題点の指摘も，あら探しのように細かくしてもらう[20] と，それだけ発表の質が向上する[21]．いろいろと出てくるので，予演会の時間は学会で与えられた時間の少なくとも 3 倍[22]，場合によっては 1 時間以上かかることもあることをあらかじめ念頭に置いておこう．

予演会で出た質問は，本番でも出るものである，ということで対応を準備しよう．本質的な質問であれば，そのような質問が出ないような発表にする必要がある．そうでないものであれば，メモでも作って回答を準備しておこう．質問には対応できるものとできないものがある．たとえば，「どうしてもっと標

---

17) たとえば男よりも女のほうが罹患率が高いとか，A と B の関連は観察されなかった，とか．したがってこのようなことをスライド上で数字だけで示しても，短時間で聴衆は理解できないので，図にする．

18) 「よえんかい」と読む．「酔えん会」に似ていて面白い？「酔わんかい！」では，断じてない．これは学会終了後のお楽しみに．

19) このときに参加者の誰かに発表時間を計ってもらうとよい

20) たとえば，「スライドのこの部分は配色が悪くて見づらい」とか，「このような言い回しは変だろう」とか．学会会場では聴衆はそう思ってもこのような指摘はしてくれないし，そもそも学会はそのような場ではない．したがってこのような問題点は予演会で潰しておく．

21) 考えようによってはつらい作業だし，避けて通りたい心情も理解できる．しかし，避けて通ると学会会場でボロが出て，事態はより深刻になる．

22) 学会での発表時間が「口演 7 分＋質疑応答 3 分＝合計 10 分」ならば，少なくとも 30 分，ということ．

本サイズを大きくしなかったのか」というのは，ある意味で対応できない(いまさら言われても，困りますよね)．そのようなものに対しては，どうしてこのようにしたのかを説明して，あとは質問者が納得するかどうかだけである．逆に「X という結果に対して演者は A という解釈をしているが，B という解釈もあるのではないか」という予演会の質問で，そのとおりだと納得できれば発表の中に「X については A と B の 2 つの解釈が可能である」といって取り込んでしまうことも可能だし，そうではなく，「確かにそのような解釈も可能だが，これこれの理由により A のほうが妥当性が高い」という回答でもよい．

何度も繰り返して予演会を行うと周りの人の負担となるので，1 回のみとして，あとは指導者の指導で発表原稿を(スライドも)仕上げる，ということもありだろう．

9 余裕をもって

以上の作業を学会当日朝までに完了させるのだが，これは極端な話で，やはり余裕をもって臨んだほうがよい発表ができる．直前になって慌てないように，「もう一度全体の見直しができる」という余裕こそが，よい発表につながることを，常に肝に銘じよう[23, 24]．

23) 自戒の念を込めて．

24) 舞台裏の話をする．連載の際，第 8 回(本章)の初稿は連載第 6 回(第 12 章)の原稿を提出しない前に書いている．本稿を書いていると 6 回，7 回(本書の 12 章，13 章に相当)の問題点が見えてきて，それぞれずいぶん修正した．締切ギリギリで原稿を書いていると，このような技は使うことができない．(^^)/

学会発表当日(前後を含めて)

POINT

1. 時間的に余裕をもって臨む.
2. 聴衆を見ながら発表する.
3. 質疑応答は自信をもって.
4. 座長を頼まれたら，断らない.

ポスターやスライドもできた，発表原稿もできた，予行演習会も終わり，原稿も最終的なものになった，となると，後は発表当日を待つのみである．本章はこのあたりから始めよう．

1 会場の都市まで

今まで複数章にわたって記述したが，自宅(あるいは職場)から学会が開催される都市まで移動する際に，スライド(ファイルが入った磁気媒体)やポスターは必ず自分の手で移動させよう．特に航空機を利用する場合には，絶対に預けずに，機内持ち込み手荷物とする．また，スライドの場合には複数の磁気媒体に記録して，どれかで不具合が起こってもかまわないように準備しておく[1)]．ポスター発表の場合でもポスターのファイルをUSBメモリなどで持参すると，万一の場合には会場近くのビジネス・コンビニ[2)]などを探して，急遽プリントアウトすることもできる．また，一緒に参加する職場の仲間などがいれば，別に持って行ってもらうこともあってもよい．自分宛のメールにファイルを添付

1) 筆者の場合，携帯用のコンピュータとは別にUSBメモリを鞄の中と胸ポケットに入れて，ファイルを運んでいる．国際学会の場合には，航空会社に預ける荷物の中にも別のメモリを入れている．普段使っているコンピュータを，インターネットを介して外部からアクセスできるようにしたり，ファイルをクラウドに保存しておくなど，技術的にもさまざまな方法が可能となってきた．

2) 第13章脚注7(☞ p135)．

して送付しておくと，インターネットを介してサーバーからファイルを読み取ることも(条件によっては)可能なことがある[3]．いずれにしても，ファイルの紛失やデータの破壊について，「起こるもの」として事前の準備をしておこう．

当然のことながら，交通機関は遅れたり，最悪の場合は運休になるものである．ホテル代はケチらずに，前日までに開催都市には到着しよう．

2 発表当日の学会場まで

宿泊場所から学会場までの交通機関もトラブルが起こることを想定して，遅くとも発表の1時間前までには会場に到着するように心がける．ポスター発表の場合にはポスターを貼付する時間が定められているので，その開始時刻までに到着すればよいだろう．

3 受付

学会事務局では発表者が会場に到着しているかどうかを確認する意味もあって，演者の受付を行うのが一般的である．口演だとその際にスライドのファイルを提出して，きちんと映るかどうかの確認を通常は行う[4]．ポスター発表だとポスターを貼付する画鋲(がびょう)や，演者であることを示すリボンなどが配布される．ポスター発表の場合には受付終了後にポスターを貼付する．

4 発表前

発表会場へはやはり早めに行ったほうがよい．できれば自分の発表のセッション[5]が始まる前に行ったほうがよいだろう．会場の雰囲気をあらかじめ把握しておいたほうがよいし，自分の演題の座長を担当する先生を見つけたら，

3) 筆者の勤務校のメールサーバーは外部からでもIDとパスワードで入れるため，可能である．このようなシステムは情報のセキュリティを少しかじった人に言わせると「危険でとんでもない」となるが，もっとよく知っている人は「便利でいいね」と言う．

4) 文字化けなどが起こっているのが判明したら，その場で修正しなければならない．動画の不具合は動画なしのファイルへの差し替えが必要となる(☞p130)．したがって早めに会場に到着したほうがよいのである．

5) 通常は，1人の座長が担当する数題の演題のかたまりを「セッション」とよんでいる．

自ら名乗って「よろしくお願いします」とひと言挨拶しておくと印象は相当違ってくるだろう．ポスター発表でも同様である．

5 発表(口演の場合)

まず，自分の演題の前の演題発表が始まったら，用意されている「次演者席」に移動する．前の演者の発表(質疑応答も含めて)が終わったら，交代で演台に立つ．このときにマイクを手で持てるのであれば，その準備をしよう[6]．ポインターも「どれがスイッチボタンなのか」を確認する意味で，自分の手のひらに光を当ててみるとよい．右手にマイク，左手にポインター(逆でもよい)を持って，座長の紹介を待つ．

座長の紹介が終わったら，発表である．背筋を伸ばして，聴衆[7]とスライドを交互に見ながら話をするのがベストである．できるだけ原稿の棒読みをしない，ということは前章で書いたとおりである．後は予演会で練習したとおりのことをやっていけばよい．

発表慣れして余裕が出てきたら，多くの場合には時計が机の上に準備されているので，残り時間に合わせて話すスピードを調整するような芸ができるようになるとよい．

これはポスター発表でも同様だが，発表の最後は「発表はこれで終わりです」ということを明確にするために，「ご清聴ありがとうございました」とか，「発表は以上です」とひと言付け加えよう．

6 発表(ポスターの場合)

ポスター発表では座長と聴衆がポスターの前をぞろぞろと移動して行く．また，広い会場では複数のセッションが同時に進行することもあり，口演会場と

6) テーブルの上のマイクスタンドに付いているマイクをそのまま使うと，どうしても口をマイクのほうに持っていこうという意識が働き，前かがみの姿勢で発表することになる．マイクスタンドとマイクが一体になっている場合には仕方がないが，マイクが取り外せるのであればマイクを口のほうに持っていく．あたかもカラオケで歌うときのように．

7) 英語での発表の場合だが，最初の“Ladies and gentlemen”と呼びかけるときに，ladiesのときは聴衆の右半分を見て，そしてgentlemenのときには左半分に視線を移して話を始めるものである．と以前，本で読んだことがある．

は違ってポスター会場は発表が行われているときでも結構騒々しい．通常，発表にマイク[8)]は使わないので，大きな声で発表しないと後方の聴衆には聞こえないこともある．

自分の発表まで，自分のポスターの前で立って待っているか，それとも同じセッションの聴衆となって他の演題を聴いて回るか．当然のことながら，同じセッションには自分の演題と共通のテーマの演題が並べられているので，聴いて回るほうが勉強になる．しかし，「緊張して，それどころではない」というのであれば，自分のポスターの前で瞑想していることも否定はしない．

自分の発表の順番になったら，ポスターを挟んで座長の反対側に立って，ポスターが聴衆に見えるようにして，ポスターを使いながら，予演会どおりの発表を行う．この場合も，原稿の棒読みは御法度で，聴衆とポスターを交互に眺めながら発表するのがベストである．

なお，近年は大きなスクリーンに1枚ずつポスターを投影して，その前で質疑応答を行うことも増えてきた．この場合には事前の指示に従って，指定の形式に合う形でパワーポイントファイルを準備し，当日は口演と同じような形でファイルを提出することになる．

個別の発表とは別に，質疑応答や議論のために，学会事務局で演題ごとに時間を決めて(通常は1時間程度)ポスターの前に立って待機することが求められることもある．この場合には指定時間には必ずポスターの前にいるようにしよう．

7 質疑応答

発表までは予演会のとおりで，いわば「筋書きどおり」だが，質疑応答では何が出てくるかわからない[9)]ので，緊張するし，逆にそれだから面白い，と言うこともできる．まず前提として，「自分の発表については，自分が世界で一番詳しい」という自信(あるいは，信念)をもつことである．

想定質問が出たら，「それ，来た！」とばかりに用意した回答を提示すればよ

8) ポスター会場でマイクを使って発表すると，喧噪感がより増すであろう．考えただけでも恐ろしい．

9) 国際学会だと，まず，「質問者の英語がわかるかしら？」という不安がある．特に，変な巻き舌英語をまくし立てる日本人がときどきいるが，何を言っているのかまったくわからないこともあり，最悪である．カタカナ英語のほうがずっとまし，である．

い．単純な，聴衆が理解できなかったことに対する質問には，そのまま単純に回答すればよい．何を尋ねているのかわからない質問[10]に対しては，①「質問の趣旨は○○だと思うが…」と回答の冒頭に断って，わけのわからない質問を勝手に解釈して回答する，②「質問の趣旨がわかりません」とはっきり言う，のどちらかの対応をとる[11]．質問者の誤解に基づく質問であれば，はっきりとそのように回答してよい．すぐに回答ができないが，調べれば回答できる質問に対しては，「帰って資料を確認してからお答えいたしますので，発表終了後に連絡先を教えてください」と言おう[12]．

質問でなく意見が出てきた場合には，出された意見に対して賛成できるのか，それとも反対なのかを明確に述べる．反対(賛成できない)の場合には，必ずその理由も付け加える．

座長から自分の発表がすべて終了し，次の演題に移ることが告げられたら，「ありがとうございました」と頭を下げて降壇し，これで発表がすべて終わる．

8 発表の後で

ポスター発表では自分で喋った後も，ポスターの掲示時間内であれば演題に興味がある参加者が寄ってきて話しかけられることもある．口演でもフロアで声をかけられることもある．このような場合には，発表の際の質疑応答と同様に，誠実に対応する．ただ，発表の際の質疑応答と異なり，時間の制限がないので，突っ込んだ議論になることもある．学会終了後も議論を深めることができるように，可能であれば名刺交換をしておくとよい．

発表の際に「後日回答します」と対処した場合には，発表終了後に質問者のところに行って，連絡先の確認(名刺交換が最善)を行い，これも誠実に対応しよう．

発表がうまくいった場合の，終了後のビールがおいしいことは，言うまでもないことである．

---

10) 結構あるのです．m(_ _)m (^_^;)

11) そもそも，このような質問をする人は②の対応を取っても明確な再質問ができない可能性のほうが高い．そうすると時間がもったいないので，①の対応のほうが好ましい(のかもしれない)．

12) 演台まで資料をいっぱい持参して，それをゴソゴソと時間をかけて探す発表者をときに見かけるが，時間がもったいないので感心しない．

9 ポスターの貼り逃げ

ポスター発表終了後に演者は貼付したポスターを撤去しなければならない．撤去する時間は学会事務局から指定されるので，撤去開始時刻までは貼付しておかなければならないが，それ以降は会場の他の場所で議論が続いていても，自分のポスターは撤去し始めてかまわない．

事務局からの案内では，撤去終了時刻までに撤去していないポスターは事務局で撤去し，処分する旨が記載されている．これは，後日「自分のポスターを無断で撤去されて，処分された．どう責任をとってくれるんだ」という苦情（というより言いがかり）[13]に対する学会事務局の予防線である．しかしこれを逆手にとって，「どうせ使用後は捨てるポスターだし，事務局が捨ててくれるのであればこれ幸い」と自分のポスターを放置する演者がときどきいる．これをポスターの「貼り逃げ」というが，品位が疑われるので，やめたほうがよい．時間の関係で自分ではがすことができなくても，職場の同僚などに撤去をお願いし，事務局の手間を増やさないようにしよう．

10 学会がウェブ開催の場合

これまでも書いてきたが，2020年の新型コロナウイルス感染症の蔓延により，それまでは特定の会場に関係者が集まって開催されるのが当たり前だった学会が，集まらずにウェブ上で開催される場合が急増した．ウェブ開催となると，ここまでの話で該当しない部分も多く，これに特化した事項も結構存在する．

第一に，ウェブ開催は自分の（あるいは職場の）コンピュータやタブレット端末，スマートフォンを通じて参加することになるが，これらのハードウェアと通信環境をどこまで整備するかが，発表形式によって大きく異なってくる．口演でもポスターでも事前に学会が指定するところにファイル（多くの場合は音声付きパワーポイントファイル）を送っておき，これを利用することになるが，この時に演者が自分のところから話をする必要があるのか否かで環境整備の必要性が異なってくる．

13）そもそも規定の時刻までに撤去しない演者の責任であり，これを責任転嫁するとは勘違いも甚だしいが，世の中には変な人も結構いるものである．

口演にしてもポスターにしてもオンデマンドでただ眺めるだけでよければ，使用するハードウェアや通信環境はそれほど整備する必要はない(通常の環境で十分と考える)．一方で，パワーポイントを使いながらリアルタイムで話をしなければならないとなると，途中のトラブル発生を回避するために，それなりの環境整備が求められる．まず，スマートフォンでの参加は結構難しく，コンピュータ，それもできれば大画面のデスクトップのほうが望ましい．通信環境も信頼性の高いもののほうが望ましく，モバイル Wi-Fi などは避け，職場や自宅で Wi-Fi などの無線 LAN が使用できるとしてもケーブルでの接続のほうが通信は安定する．また，雑音を拾ったり[14]，相手の音声が聞き取りにくくならないようにヘッドセット[15]の準備も推奨される．また，突然の停電に備えて，①ラップトップコンピュータを使用する(当然，バッテリー付きを AC アダプターで)，②デスクトップコンピュータに無停電電源装置を付けておく[16]，などの対応も必要である．

画面への出方も工夫が必要かもしれない．顔面が暗く映っても見栄えがよくないし，明るすぎても見苦しい．また，背景も，自宅から参加する場合に生活感がにじみ出るような背景は避けるべきであろう[17]．

学会のウェブ開催は，この原稿執筆時点では，まだ始まったばかりで，それでもここ半年の間にずいぶん進歩した．今後もハード，ソフトともに進化を遂げていくはずなので，ウェブ学会のあり方も変容していくことは間違いない[18]．

14) 先日，自宅からウェブ会議に参加しているときのお話．テレビを見ながら(具体的には福岡ソフトバンクホークスを応援しながら)参加していたが，後から教室員に「発言のときにテレビの音が入っていて，『ながら参加』がバレバレでしたよ」と指摘を受けた．それ以来，コンピュータのミュートを解除する前にテレビをミュートにしている．

15) ヘッドフォンとマイクが一体になったもの．多くは USB を介してコンピュータに接続できる．安いものだと数千円ぐらいからあるので，今後のことを考えると準備しておいても損はないだろう．

16) この点はウェブで学会発表する場合に限らず，仕事でコンピュータを使う場合には配慮しておいたほうがよい．コンピュータを使用中に停電すると，場合によってはそのコンピュータに付いているハードディスクなどの記憶装置が(内蔵・外付けを含めて)すべてパーになる可能性もゼロではない．通常のコンピュータ用の無停電電源装置は 5 分程度しかもたないので，この間に開いているファイルを全部閉じて，コンピュータを終了させることを目的とした装置である．賢い装置ではアプリケーションを PC 本体に入れておくと，停電時に自動で開いているファイルを閉じて，PC を終了させるものもある．

17) これを回避するために，多くのシステムでは背景だけを別の画面(例えば，有名な絵画や風光明媚な景色など)にする機能が付いている．

11 座長を依頼されたら

学会発表を繰り返し，論文公表などもやっていると，そのうち学会事務局から座長を依頼されるようになる．座長の依頼が来たら，その学会に参加する予定の場合にはもちろんのこと，予定がなくても他の仕事などで参加できない場合を除いては，学会に参加する覚悟を決めて，「光栄なお話，ありがとうございます．私でよろしければ，喜んでお引き受けいたします」と回答しよう[19]．

座長を行うためには，それなりの準備が必要である．担当する演題の抄録があらかじめ学会事務局から送られてくるので，きちんと読み，問題点があれば整理しておく．発表の後で，聴衆から質問が出ない場合には，座長から発表者に対して質問するのが慣例である．発表の際に突然言われても回答できないと思われる疑問があれば，あらかじめ演者に連絡して，「発表に際しては以下のような質問を行いますので，あらかじめご準備ください」ということを伝えておくと，発表がスムーズに流れる．

学会開催都市や学会場に早めに行くこと，座長受付で受付をすること，担当会場に早めに行くこと，自分のセッションの前の演題が始まったら次座長席に移ること，などは演者と同じである．前のセッションが予定時刻よりも遅れて終了した場合には，引き続きただちに自分のセッションを開始するが，逆に前のセッションが予定時刻よりも前に終了した場合[20]には，どうするかは難しい．前のセッションの状況を見ていてそのようなことが起こりそうだったら，会場にいる事務局の会場担当と，あらかじめどのようにするか打ち合わせ[21]ておいたほうがよいだろう．

セッションが始まったら，プログラムどおりに発表を仕切っていく．はじめに演者と演題名を紹介[22]し，発表が終わったら質疑応答に移り，時間が来たら次の演題に移る．座長の大きな仕事に，担当のセッション全体を決められた

18) たとえば，国際学会ではオンデマンドの発表により時差の問題が一部分解消された．今後，画期的な方法の開発により，全面的な時差問題解決が図られることを期待しよう．

19) 都合によって学会に参加できない場合には，具体的にその理由を伝えよう．そうせずに，ただ断るだけでは，最悪の場合「あいつは若いくせに仕事の選り好みをする」という世間からの評価を受けることになり，二度と話が来なくなるかもしれない．

20) 前のセッションの演者が発表を取り消した場合などに起こることがある．

21) 「打ち合わせ」と書いたが，筆者はこのような場合，「予定より早く始めるのか，それとも予定の時刻までセッションの開始を待つのか，そちらで決めて教えてね」という対応をとっている（自分で考えるのが面倒，という不精者の性である）．

時間内で[23]終わりにする，ということがある．そのためにはまず，演者に発表時間を守らせる，ということが必要である．発表終了時刻から 30 秒経過したら，「時間が過ぎているので，そろそろまとめてください」と演者に告げてもよいだろう[24]．質問や意見がたくさん出て，演者の持ち時間が終わった場合には，「時間が過ぎたので，後はフロア[25]で個別にお願いします」と言って，質疑応答を打ち切ってもよい(というよりも，時間を守るという観点からは，打ち切るべきである)．

逆に発表時間が短かった場合はどうすればよいか．これはそのぶんだけ質疑応答の時間を延長し，トータルで演者の持ち時間として使ってもかまわない．しかし，このような場合には往々にして質問も出ないものである．前述のとおり，聴衆から質問が出ない場合には座長が質問するというのは，いわば演者に対する座長の礼儀であり，座長から質問してこれに演者が答えたら，全体の終了時刻前でもその演題は終わりにしてかまわない[26]．これも，発表時間 8 分のところを 4 分の発表内容しか準備しなかった演者の自己責任である．

セッションの最後ではひと言，「これで私の担当のセッションを終了します．ありがとうございました」と締めると，エレガントである．

22) 前章でも書いたが，多くの聴衆は抄録集を手元に持っているので，座長が演題名をすべて読み上げるのは時間の無駄だと思う．「次は演題番号○○番，××研究所の△△先生から＊＊に関する発表です」程度でよい．

23)「決められた時刻までに」ということではない．定刻よりも遅れて始まることもよくあるが，そのような場合でも遅く始まったぶんだけ遅く終わっても差し支えない．自分のセッションで遅れがさらに増幅した，ということがなければよいのである．

24) 発表時間が延びたら，そのぶんだけ質疑応答にあてる時間が短くなり，発表者の不利益となる，と理解してよいだろう．たとえば発表 7 分＋質疑応答 3 分で，演者が 9 分間喋った場合，質疑応答の時間は 1 分であり，3 分与える必要はない．演者の自己責任である．

25) なぜか，「フロア」という用語を使いますね．「会場外で」とは，聞いたことがありません．

26) 時間の節約ができて，“lucky!”と考えてよい．

学会発表・論文執筆デッドセクション

座長は大変

座長を依頼されると，物理的に不可能(本業のために学会に参加できない，とか)でない限り引き受けるが，結構大変である．礼儀として，事前に抄録はきちんと目を通し，本当に不明な点があればメモをしておく．発表を聞いて問題が解決すればよいが，そうでない場合には発表後の質疑応答に入る前に演者に確認する．演者に時間を守らせることは最も重要なことだし，聴衆から質問や意見が出ない場合には座長から質問するのが慣例なので，それもあらかじめ考えておかなければならない．研究の問題点をあげつらう質問は比較的簡単だが，研究の発展につながるような質問は結構難しいのも事実である．

第 4 部

論文執筆・刊行

第 16 章

さて，論文執筆(投稿雑誌を選ぶ)

POINT

1. 「学問の進歩」と「研究対象者への礼儀」のために論文は執筆する．
2. 最も一般的な論文の公表方法は，学術雑誌への投稿である．
3. 当該研究を発表した学会が刊行する学術雑誌を，まず検討する．

第 3 部では学会発表の大まかな流れを説明した．本書の趣旨は学会発表と論文執筆であり，第 4 部では後半の論文執筆[1)]に移る．

1 なぜ，論文公表か？

第 2 章で，「なぜ，学会発表/論文公表をしなければならないか」を述べた．ひと言で述べると「学問の進歩」のためである．もう 1 点加えるならば，「研究対象者への礼儀」もある．多くの医学/保健科学の研究は人間を対象としている．学問の進歩のために余分な負担をお願いしたり，個人情報(それも，最もセンシティブな個人情報の 1 つである健康に関するデータ)を使用させていただいて，研究が成立している．したがって，学会発表や論文を通じての結果の公表を研究者が怠れば，対象者の負担が学問の進歩につながらず，単に研究者の自己満足のために協力させられた，と研究者が研究対象者から非難されても仕方がない[2)]．

では，「学会発表すれば，研究結果は公表されるし，それで一応の目的は達成できているではないか」という疑問が湧いてくる．「苦労して論文を執筆し，しかるべき雑誌に掲載される努力[3)]をしなくても，学会発表で十分ではないか．研究の要旨は抄録集にも出ていることだし……」と．

1) 当然のことながら，論文を執筆しても刊行されて研究成果を世に問わなければ，論文執筆の意味はない．したがって，「論文公表」と言い換えたほうが適切かもしれない．
2) 「倫理的ではない」という批判も，的外れではない．

しかし，学会発表と論文公表では「研究成果の公表」という観点からは，圧倒的に意味合いが異なる．学会発表といっても，結局，記録として残るのはたかだか 1,000 字程度の抄録だけである[4]．発表に関しても，特に保健科学の分野ではほとんどの学会で演題として申し込めばそのまま採用となり，研究に対する他者の評価はほとんどないのが現状である[5]．これに対して論文は，これから追い追い述べていくが，学会発表に比べて情報量が圧倒的に多い．また，多くの雑誌では査読などの論文に対する評価を行ったうえで，掲載するかどうかを編集委員会の責任で決定する[6]．したがって学術雑誌に掲載された論文のほうが，学会発表(抄録)よりも一定の質が保証されていると判断される．なお，一般的には医学/保健科学の世界では学会の抄録を論文の引用文献にすることはできないとされている．

自分の研究を学問の進歩に貢献させるためには，そして「研究を実施した」ということを世間に示すためには，単に学会発表にとどめずに，論文として成果を公表しなければならない．

2 論文公表の方法

確認作業だが，表 16-1 に論文を執筆した際の公表手段(媒体)を示す．最初に，以前は紙媒体(雑誌や書籍)だけであったが，近年はインターネットを介するものが出現してきた[7]．しかし残念ながら，雑誌の電子版[8] などを除き，特

第16章

3) 少しは覚悟しておいたほうがよいが，論文執筆/雑誌掲載の労力は，学会発表の比ではない．とても大変である．しかし，本書を最後まで読み通せば，その労力から少しは(全部とは言わない．筆者は詐欺師ではない！)解放されるであろう．

4) 近い将来，学会での口演が動画として，あるいはポスターが画像としてインターネットで公開されるようになるかもしれない(と，初版に書いたが，学会のウェブ開催で，現実のものとなった)．しかし 2 点問題が残る．1 つは，たかだか 10 分程度の口演，あるいはたたみ 1 畳程度の大きさのポスターでは，論文に比べて情報量が圧倒的に少ないことである．もう 1 つは保存の保証である．印刷物は国立国会図書館法に基づいて 1 冊，国立国会図書館に納品する義務が発行者にある．同図書館ではこれを保存し，国民は必要な場合には閲覧することができる．一方でインターネット上のサイトでの公開は，サーバーの管理者が掲載を削除すれば，閲覧は不可能となる．記録として残る，という意味では，冊子体に比べてインターネットはまだまだ信頼が置けない．

5) 誤解がないように書くが，筆者はこのような状況を否定しているわけではない．学会をいわばお祭りと考えれば，参加希望者は誰でも参加できる，ということもあってもよいかもしれない．どうでもよいことだが，祭りに御神酒はつきものである．

6) 後述するが，いわゆる「ハゲタカジャーナル」(☞ p162)では，このあたりが怪しい．

表 16-1　**論文公表の手段(媒体)**

種類	詳細	備考
雑誌(電子版を含む)	学会誌	学術団体(学会)が刊行
	商業誌	出版社が刊行
	オープン・ジャーナル	ほとんどが商業誌．玉石混淆．学会誌のなかで一部の論文がオープン化しているものもある
書籍	一般の書籍	出版社が刊行
	自費出版	著者が出版社などに委託
自ら作成した報告書		助成を受けた研究費に対する報告書もこのカテゴリー（ほとんど相手にされないし，世間に情報を配布する手段もない）
インターネット		（ほとんど相手にされない）

に個人が開設するサイトに掲載された資料(論文など)は，学術論文の参考にはほとんどならないと考えたほうがよい．なお，論文を雑誌に投稿する際に，引用文献としてインターネットのサイトを記載できるかどうかについては，①原則として可能，②官公庁などが開設した特定のサイトのみ可能，③原則として不可能，の 3 通りの方法が雑誌ごとに定められている．特に②や③はインターネットの泣き所である「開設者がサイトを閉鎖したら参照できなくなる」ということとも関連している．そのために，自分の論文でサイトを引用文献とする際にも，最終閲覧年月日の記載を求める雑誌も多い．

自分で報告書を作成することも可能であるが(印刷費を出して印刷会社で製本することも含めて)，これもインターネットと同様で世間からは相手にされないし，インターネットの検索サイトに相当するものもないので，「このようなものが存在する」ということを世間に知ってもらう手段すらなく，最悪である．なお，研究費助成に対する研究報告書もこのカテゴリーに入る．一部では報告書のデータベース化もされているが，あまり利用されてはいない．

通常，論文を書籍として刊行することは，特に初心者にとってはほとんどないと考えたほうがよい．書籍とするならば一定の量が必要であるからである．代表者がテーマを立てて，企画書に基づいて複数の著者で共同執筆することも

7) というよりは，雑誌に関してはインターネット上の公表が主流になりつつある．

8) たとえば『Journal of Epidemiology』はサイト https://www.jstage.jst.go.jp/browse/jea/で1巻 1 号以来のすべての論文を読むことができる．これは読者に便宜を図り学術を発展させるために，インターネットを通じて冊子体の内容を読みやすくしているだけであり，本質的には冊子体の学術雑誌と同じである．

ある．たまたま自分の研究課題がテーマに合致すればよいが，そのようなことはほとんどない．

以上，やはり論文を書籍として刊行するのは現実的ではないことを確認したうえで，参考までに．出版社の多くは営利企業である．他の業界とは異なり，「文化の一翼を担っている」という理想(理念)を掲げている会社も多いが，それでも売れずに赤字を出す(ことが出版前から予測される)書籍を刊行することはない[9)]．一部の出版は公益法人などの非営利組織でも行われているが，それでも最初から赤字覚悟，というのはごく例外的である．原稿や企画を出版社に持ち込んでも，編集者による売れるかどうかという厳しい評価が待っている[10)]．ただし，文部科学省が独立行政法人日本学術振興会を通じて学術図書の刊行に対して一部を助成する制度もある[11)]．

一方で，最近流行ってきた自費出版．これは前述の報告書の自主印刷よりは経費がかかるが，出版社が一応，流通の経路に乗せてくれるという点ではマシかもしれない[12)]．しかし，百万円単位の出費がかかることは覚悟しなければならない．

残るは雑誌[13)]．表 16-1 に示すように学会誌と商業誌がある．前者は学会などの学術団体が刊行しているものであり，後者は出版社が刊行している．たとえば『日本公衆衛生雑誌』は日本公衆衛生学会が刊行しているし，『日本循環器病予防学会雑誌』は日本循環器病予防学会が刊行している．また，本書のもとの連載が掲載された『公衆衛生』はいうまでもなく株式会社医学書院が刊行している．第 19 章で述べるが，学会誌は編集委員会や査読制度があり，投稿された論文について学術的に厳しく評価される．一般に，学術的には商業誌は学会誌よりも一段ランクが落ちる，と考えられているが，商業誌でも専門家による

9) 本書も，医学書院と筆者の良好な関係を続けるために，赤字だけは出さないようにと，気合いだけは入っています．

10) 専門書を刊行している出版社は，その道の専門家にこのことで意見を求めることもある(らしい)．

11) https://www.jsps.go.jp/j-grantsinaid/01_seido/01_shumoku/index.html のサイトを参照のこと．ただし，初心者にはあまり関係ない．

12) ISBN(International Standard Book Number)も付く．本書の裏表紙を見よ．

13) 書籍刊行はそもそも経費がかかるので，富裕層にしかできなかった．これを解決するために，1 つひとつの文章は短くても複数の著者で共同で出版しよう，ということで出現してきたのが，近世のヨーロッパにおける雑誌の出自である．そういう点では，オープン・ジャーナルは先祖返り，ということもできる．

編集委員会によって一定のレベルが担保されている[14]し，書籍と同様に「売れるかどうか」という判断が入れば，学会誌よりもレベルが高い可能性もある[15]．

近年は「オープン・ジャーナル」といって，編集・出版に必要な経費をすべて著者が負担する雑誌も増えてきた．また，通常の雑誌でも「投稿料」や「掲載料」として，必要な経費の一部を著者に負担させるものもある[16]．学会誌などでも「オープン・アクセス」として著者に全費用を負担させ，その代わりに誰でも無料で読む(ほとんどの場合，インターネット上で)ことができる制度を導入しているものもある[17]．

オープン・ジャーナルのなかにはいわゆる「ハゲタカジャーナル」[18]も結構ある(らしい)．ハゲタカジャーナルは金儲けのために，後述のようなまともな査読や編集過程を経ずに，論文を掲載して，掲載料で稼ぐというものである．正当な雑誌を装うために架空の研究者を編集委員にしたり，実在の研究者を無断で編集委員にしたりしている(ところもあるらしい)[19]．経営者は金儲け，論文投稿者は論文数(＝業績)稼ぎで，なおかつ研究費から掲載料が支出できるので自分の懐は痛まない，編集委員は編集委員となることで自らの業績となる，ということで，学術の信頼を損なうという大きな代償を社会全体に払わせながら，皆，個人的には利益になるため，「繁栄」している．このような雑誌に自分の論文を掲載することは，自らの名を汚す行為であり，避けたいものだが，多くは英文誌であり，和雑誌でこのようなものは，勉強不足かもしれないが，筆者は知らない．

---

14) 『公衆衛生』も投稿規定に「投稿論文の採否は編集会議で決定します」とある．

15) ちなみに，『Nature』など世界のトップレベルの雑誌は商業誌である．

16) たとえば，『日本公衆衛生雑誌』は投稿料は無料だが，論文が採用されると掲載料が求められる．『Journal of Epidemiology』は投稿料は無料だが，日本疫学会の会員は 7 万円，会員以外は 12 万円の掲載料が必要である．日本小児科学会が刊行する英文誌『Pediatrics International』は投稿料 30 米ドルが必要である．

17) 通常の出版だと，学会の会員，あるいは雑誌を購入している図書館などでしか読むことができない．あるいは，数十ドル程度を負担して論文を購入(当該論文をネット上で読む権利を買う)することになる．

18) 正式名称は捕食出版(predatory publication)．

19) 筆者のところにも結構頻繁に「編集委員になりませんか」というお誘いのメールが届く．当然のことながら，すべて無視している．

3 では，投稿先としてどの雑誌を選ぶか

前置きが長くなったが，行った研究を学会で発表し，これを論文としてまとめたものを刊行するのは，現実問題としては雑誌掲載しかない．特に論文執筆の初心者にとってはそうである．

そうすると次に，投稿する雑誌を決める必要が出てくる．この際にいくつか考慮する点がある．

まず，多くの場合，行った研究を学会で発表した後に論文化して投稿するのであれば，発表した学会が刊行する学会誌が有力な候補である．これは第 10 章「発表する学会を選ぶ」で述べたが，研究テーマがその学会に合致しているということが大きい．逆にいうと，「お門違いの学会誌に投稿しても，それだけで最初から審査もされない」こともありえるということである．学会によっては学会誌への投稿を増やすために，学会発表演題のなかから座長などの推薦によって，編集委員会から投稿を奨励する連絡を発表者に送ることもある．このようなものが届いた場合には「しめた！」と考え，積極的にその雑誌へ投稿することをおすすめする[20]．

発表した学会が刊行する学会誌以外に投稿する際[21]に考慮する事項がいくつかある．まずは雑誌のレベルから．「自分の論文はこれくらいのレベルの雑誌が相応だろう」と思って投稿したら，あっさりと採用された場合，「それだったらもう少しレベルの高い雑誌に挑戦しておけばよかった」と後悔することもある．そういうことがないように，まず少し背伸びをして駄目元で挑戦し，これが駄目だったら相応の雑誌に投稿し，それでも駄目だったら残念だけどもう少しレベルを落とす[22]．ただし，英語の雑誌はインパクト・ファクター(後述)などでレベルの評価がある程度可だが，日本語の雑誌のレベルを初心者が的確に判断するのは難しい．このあたりの判断は経験者の意見を参考にしよう．

もう 1 つ考慮したほうがよいのは，編集のスピード．すなわち，①投稿から 1 回目の編集委員会の方針の決定通知まで，②投稿から採用決定通知まで，③投稿から雑誌刊行まで，などの期間が短い雑誌ほどよい雑誌ということがで

---

20) ただし多くの場合，「原稿の依頼」ではなく「投稿の勧め」なので，査読などの通常の投稿と同じ評価の手続きがとられる．「必ず採用する」というものではないことは承知しておく必要がある．

21) 発表した学会が刊行する学会誌から「採用不能」の通知を受けた場合を含めて．

22) 受験と同じである．「あこがれ受験」→「分相応」→「滑り止め」．

きる[23]．すなわち，①研究成果はできるだけ早く公にできたほうがよい(投稿から雑誌刊行までの期間)，②その雑誌で不採用であることが早くわかれば，そのぶん早く別の雑誌に投稿できる[24]，などの利点がある．この情報(データ)について，公表している雑誌とそうでない雑誌とがあるが，一般論として公表している雑誌はこれらの期間が短いことをウリにして，自分の雑誌に多くの論文を投稿してもらう誘い水にしている．「あの雑誌は遅い」といった定説も，経験者の間では結構共有されているので，確認したほうがよいだろう．

4 インパクト・ファクター(IF)

和雑誌でIFが付いているものは稀なので，この項は読み飛ばしてもかまわない．

雑誌のレベルを評価するために，その雑誌に掲載された論文が他の論文で参考文献として引用されている回数の平均値をインパクト・ファクター(略してIF)と呼ぶ．IFが高いと他の多くの研究で参考にされる論文が多いということを意味し，レベルの高い雑誌と評価される．『New England Journal of Medicine (NEJM)』[25] (https://www.nejm.org/)のIFは74.699(2019年)で，これはこの雑誌に掲載された論文は平均して74.699回，他の論文で引用されていることを示している．

IFでその雑誌のレベルをある程度，推測することはできる．あくまでも「ある程度」であって，絶対的なものではない．たとえば，研究領域ごとの研究者の数や論文の数では調整されていないという致命的な欠陥がある(研究者が多く，それだけ論文数も多い領域では，IFもおのずと高くなる．残念ながら疫学は免疫学にはかなわない)．ましていわんや，IFの高い雑誌に掲載された個々の論文の評価ではない．IFが高い雑誌に掲載された論文でも，ろくでもないものも結構ある．個々の論文の評価はあくまでも自分の頭で行うことが重要である[26]．

23) ①は完全に編集委員会の責任だが，②と③は編集委員会から通知を受けてから再投稿までの期間とか，著者校正の遅れとか，著者の責任部分も存在する．

24) 1年以上も待たされた挙句の果てが「不採用」では立つ瀬がない．

25) New EnglandはボストンなどがあるX国東北部の地域のことを指し，NEJMはMassachusetts Medical Societyが刊行する雑誌である．筆者は学生時代のあるときまで，この雑誌を英国のものと勘違いしていた．m(_ _)m

なお，最近は少し下火になったが，雑誌の編集委員会がその雑誌の IF を上げるために「これこれの論文(当該雑誌に掲載されたもの)を引用せよ」とか「当該雑誌の論文を○○編以上引用すること」などと，編集作業で誘導することがある．やっていて情けなくならないのか，心配である(あった)．また，学会の理事会で，学会誌に関する議論のなかでもっぱら IF のことばかりであることもあった．学会誌の役割は会員(あるいは会員外でも研究者)の研究成果の公開であり，IF を上げることではない．これも情けない[27, 28]．

5 本章の終わりに

雑誌を選ぶ，といいながら具体的な雑誌名は出さなかった．これは当然のことであり，研究/論文の内容に依存するからである．何度も言い訳するようだが，本書は指南のためのものではなく，あくまでも指導者の指導を仰ぐための前提条件，ぐらいのつもりでこの先もお付き合いいただきたい．

26) たとえば，大学の教授選考などで，「候補者のそれまで執筆した論文の IF の合計が…」といったことが議論の対象となる(らしい)．自分で論文を読んで，その論文の評価，ひいてはその候補者の学術的な評価を自分で行う，ということを放棄していて，知の退廃である(ということに当人たちが気づいていないので，致命的である)．このあたりの批判は本書の姉妹本である『基礎から学ぶ楽しい疫学　第 4 版』の第 13 章「これからの疫学，疫学のこれから」でも触れている．

27) 先に挙げた『Journal of Epidemiology』のサイトを開くと，一番上にこの雑誌の IF が掲載されている．はっきり言って，下品であり，これも自分たちで下品さに気づいていないので致命的である．ちなみに NEJM のサイトには，IF に関する記載は見当たらない．さすがに一流の雑誌である．

28) 最近，インパクト・ファクターに関する興味深い書籍が刊行された．麻生一枝著『科学者をまどわす魔法の数字，インパクト・ファクターの正体：誤用の悪影響と賢い使い方を考える』．日本評論社，2021．タイトルを見ただけでも何が書いてあるのかの推測がつく書籍で，一気読みしたが，推測通りの内容であった．

学会発表・論文執筆デッドセクション

ハゲタカジャーナルの指標

ハゲタカジャーナルの定義は本文に記載したが(☞ p162)，具体的にどの雑誌がこれに該当するのかという一覧表もある．筆者は 1 つの基準として，論文採用から出版(電子ジャーナルもあるので，この用語が適切かどうかわからないが，きちんとした巻，号，ページが与えられることと考えてよいだろう)までの期間が 1 つの目安と考えている．ある論文の採用が決定されたら，その研究が一番に報告されたことを示すために，PubMed 上に著者，表題，雑誌名，DOI (あれば)，抄録(あれば)が掲載される．しかし，まだ出版されていないことを示すために"Online ahead of print"(出版に先立つオンライン)と表示される．そのうちに出版されるとこの表示がなくなり，巻号ページが代わりに掲載されるようになる．ところが，ものによっては数年単位で Online ahead of print 状態が続いているものがある．DOI を示して公開しているからこれでよしと考えているのか，真面目に出版するつもりがないのか，よくわからないが，ハゲタカジャーナルかどうかはおくとしても，このような雑誌への投稿は避けるべきであろう．

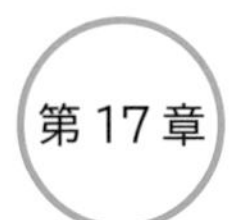

論文執筆の前に（投稿規定を読む）

POINT

1. 投稿する雑誌を決めたら，まずその雑誌の投稿規定を読む．
2. 投稿規定は単なる投稿の手引きではなく，その雑誌への投稿における「掟（おきて）」である．
3. 「緒言」「方法」「結果」「考察」が論文の主要 4 部分である．
4. 投稿規定以外の重要な情報がインターネットで入手可能なので，目を通しておくと勉強になる．

投稿する雑誌が決まったら，論文を書き始める前に，その雑誌の投稿規定に目を通すことを勧める．その理由は，「具体的な目標ができるから」である．

1 投稿規定の入手

もちろん，投稿規定とは関係なしに，一般的な形式で論文を書き始めることは可能である．その場合には投稿する雑誌を想定する必要もない．しかし，これはあまりお勧めしない．その大きな理由は，特定の雑誌を想定せずに，論文を書き終えるまでモチベーションを保つことができるかどうか，疑問だからである（少なくとも筆者には無理だし，やったこともない）．

「この課題で研究を行い，学会発表もしたので，さぁ，論文執筆！」というときに，投稿する雑誌が決まり，投稿規定を眺めていると，なんとなく論文のイメージが湧いてくるものである．当該雑誌に掲載されている論文の特徴もわかる[1)]．具体的な書き方も投稿規定に書いてある．そうすると，「執筆しよう」という意欲も湧いてくる（はずである）．逆に投稿する雑誌を定めずに書き出すと，筆者は「どうせ最後には書き方を，投稿する雑誌の投稿規定に合わせないといけないしね」ということで，執筆する意欲がいまひとつ湧かないのが実際

1) 図表の数とか，論文の長さとか，微妙な表現方法とか…….

である．

そこでまず，投稿する雑誌を決めて，投稿規定を入手する．多くの場合，雑誌の最後に掲載されている[2]．また，学会のサイトから入手できる場合も多い[3]．学会誌を投稿先と想定した場合，その論文の著者は学会員であることが求められることが多いので，当該雑誌は手元にあり，投稿規定の入手にはそれほど問題は生じないと考えられる．しかしながら雑誌を薄くする目的[4]で，投稿規定はサイトだけ，というものもある．

2 投稿規定は掟

雑誌の編集に携わっていると，投稿規定を無視した投稿論文も結構多いことに気づく．おそらくは，「投稿規定は単なる手引き」と考えている著者が多いのだと思う．でもそれは違う．

投稿規定は論文投稿における掟（おきて）である．したがって投稿者はこれに厳格に従う義務がある．「投稿規定にはこのように書かれているが，この点はいい加減でよいだろう」といった態度は許されない．投稿規定に準拠した書き方になっていない投稿論文は，査読などの内容の審査以前に，編集委員会より「投稿規定に従って執筆した論文を再投稿するように」として門前払いされても，著者の責任である．

一方で，掟なので編集委員会もこれに拘束される．投稿規定に反する形式上の要求を著者に行うべきではないし，仮にこのようなことがあれば，著者としては「投稿規定にはこのように規定されている」として反論の余地がある[5]．

いずれにしても，特に初心者においては，投稿規定をよく読んで，形式的にはこれに沿った論文を執筆する必要がある．

2)『公衆衛生』の投稿規定は，各号の最後のほうに掲載されている．

3)『日本公衆衛生雑誌』は雑誌のサイト（https://www.jsph.jp/journal/index.html）で公開している．年に数回，冊子体の雑誌の最後にも掲載されている．

4) 雑誌の編集委員会は，良質の論文をできるだけ多く掲載したいと考えている．したがって論文自体も短いものが歓迎される．雑誌が薄くなると，冊子体の送料節約にもつながる．

5) 明らかに投稿規定に反する編集委員会からの要求であればこのように対応するが，現実問題としては投稿規定に規定されていない事項も多い（可か不可か，投稿規定を読んでもわからない）．このような場合には，「泣く子と編集委員会には勝てない」ので，「くそっ！」と思いながら，「ハイハイ……」と従うしかない．

3 特に注意するべきこと(重要な点から順に)

1)論文の長さ，図表の数

脚注 4 にも書いたように，同じ内容であれば，論文はできるだけ短いほうがよい[6]．投稿規定で全体の分量(和文であれば文字数[7]，英文であれば単語数)の上限が設けられているものもある．また，図表の数に上限が設けられている場合もある[8]．通常の内容であればこれを超すようなことはないが，できるだけ冗長な表現は避け，それでも規定の分量を超す場合には，当該論文を 2 編以上に分割することも検討しなければならない[9]．

また，「図表 1 枚に付き文字数○字として換算」，といった指定もある[10]．たとえば，本書のもととなった連載の原稿では図表 1 枚が 400 字換算と指定されており，1 枚図表を入れるごとに規定の 5,600 字から 400 字ずつ減じた文字数に本文を収める必要があった[11]．「図表の大きさはいろいろあるのに，換算文字数は一律でよいのか？」という点は気になるところだが，投稿者としてはこのようなことは気にせずに，指定の分量を厳守すればよい．

なお，文字数や単語数はワードプロセッサによって微妙に異なることがある[12]．自分で使っているプロセッサで示される文字数などで規定を超えていなければよいと思う[13]．

また，本文とは別に抄録が求められている場合に，抄録の長さも上限が規定されていることが一般的である．

---

6) 読者としてもそうである．

7) 雑誌『公衆衛生』では，原著は本文と文献で 6,000 字以内．

8)『公衆衛生』では，原著で写真・図・表を合計して 5 枚以内．

9) 第 3 部で規定より短い学会の抄録や，規定時間よりも短い口演，規定の大きさよりも小さなポスターは演者のやる気が疑われると書いたが，論文の場合には規定の分量より短くてもやる気が疑われることはない．

10)『公衆衛生』では，図表 1 点につき小さなものは 400 字，大きなものは 800 字程度にそれぞれ換算，とされている．「程度」がくせ者である．

11) と，言いながら，あまり気にせずに書かせていただきました．m(_ _)m

12) 第 11 章脚注 16(☞ p117)参照．

13) ただし，投稿規定で示される分量は最大限のものであり，これに近い論文は結構長いものと考え，冗長な内容や表現などをそぎ落とすことを考慮したほうがよい．

2) 左右上下のマージン，1行の文字数，1ページの行数

これは編集作業での読みやすさや作業のしやすさからくる要求である[14)]．多くの場合，規定された文字数や行数では文字間や行間が広いと感じる．しかしながら，編集作業(特に査読)では書き込みが行われることが一般的で，書き込みのスペースを考慮しての規定である．マージン(紙面上下左右の空白部分)についても同様である．

3) 表紙への記載事項

論文の1ページ目には表題と著者名(所属)以外に，希望する論文の種類[15)]，必要な別刷の部数，連絡著者[16)]の連絡先など，投稿規定で定められているものも多い．表17-1に参考までに『日本公衆衛生雑誌』と『日本循環器予防学会誌』への投稿原稿の表紙に記載すべき項目を示す．これはそれぞれの雑誌の投稿規定で規定されている．

4) 表題の文字数

これにも上限があることがある．そうでなくても余計な表現は削除して，できるだけ短くすることを考えよう[17)]．

5) 使用するフォント

一般的ではないフォントを使用するのは論外で，日本語は明朝，アルファベットはTimes New RomanやCenturyが無難で一般的であるが，投稿規定に示されていればそれに従う．数字やアルファベットの部分(フォント以外に全角/半角の指示もある)は，和文と別の指定があることもある．

---

14)『日本公衆衛生雑誌』では「横書き25字×32行」と規定されている．

15)『日本公衆衛生雑誌』だと，「総説」「原著」「公衆衛生活動報告」「資料」などがある．

16) 英語ではcorresponding authorという．複数の著者がいる場合，編集委員会からの連絡などをすべての著者に行うのは効率的ではないため，あらかじめ著者側から指定した1人の著者のみに対して行う．これを連絡著者とか対応著者と称している．必ずしも筆頭著者が連絡著者になる必要はない．連絡著者の連絡先が変わると間違いが起こる可能性もあるので，異動が予定されている著者などは連絡著者になることは避けたほうが賢明である．編集委員会とのやりとりの途中で連絡著者を変更するのは，連絡著者の死亡などよほどの理由がないかぎり，編集委員会の逆鱗に触れるおそれがある．

17) 表11-2で示した「演題名」べからず集は，論文の表題でもあてはまる(☞p116)．

表 17-1 『日本公衆衛生雑誌』，『日本循環器病予防学会誌』投稿論文の表紙への記載項目

日本公衆衛生雑誌	日本循環器病予防学会誌
表題	表題
英文表題	
著者名	著者名
所属機関名	所属機関
希望する原稿の種類	原稿の種類
別刷必要部数	
原稿枚数(総文字数÷1,800 字)	文字数(表紙から謝辞までと図表 1 枚＝400 字で換算した合計)
図表および写真の枚数	図，表の枚数
編集委員会への連絡事項	編集委員会への連絡事項
	別刷必要部数
投稿論文責任著者の氏名および連絡先(所属機関，所在地，電話，ファクシミリ，電子メールアドレス)	投稿責任著者の氏名および連絡先(所属機関，所在地，電話，ファックス，電子メールアドレス)

いずれも当該雑誌の投稿規定による．

6) 記載形式

外来語(カタカナ表記か，それとも原語をそのまま表記か)，暦年の表記(『日本公衆衛生雑誌』では「原則西暦」とされている)など，投稿規定の指示に従う．臨床系の雑誌では薬品名について，「商品名は使用せず，一般名を使用する」といった規定もあることもある．

7) 引用文献の形式

本文中での示し方[18]，論文末での記載形式など，編集作業をしているとこの部分が一番いい加減な印象を受けるが，きちんとした対応が必要である[19]．特に，複数の著者がいる文献を引用する際の記載する著者の数，雑誌名の省略形などは要注意である．また近年は，DOI を記載することを求める雑誌も出てきた[20]．

18) 文献を引用する箇所に「文献番号」を上付き文字で示すのが一般的だが，そうでない雑誌も数多く存在する．

19) 編集委員会によっては，文献の記載形式が規定のものと異なると，「他の雑誌で掲載を拒否された論文を投稿してきたか？」と考える場合がある(筆者が編集委員長をやっていた時代の『Journal of Epidemiology』はそうであった)．このために編集委員会の評価が厳しくなっても，それは著者の責任である．

引用文献の掲載ページ番号の記載形式には 2 通りある．論文の掲載ページが 325 ページから 331 ページの場合，「325–331」とそのまま記載する場合と，「325–31」[21] のように開始ページと終了ページの頭の同一の部分を省略する形式がある．投稿規定で明示している場合や，投稿規定の引用文献の記載例で判明する場合はそれに従うし，投稿規定を見てもわからない場合にはその雑誌に掲載された最近の論文の引用文献の記載を参考にしよう．

8）送付する論文の部数

最近はインターネットを通じての投稿が盛んになってきており[22]，このような場合は問題ないが，打ち出しを郵便で投稿する場合には，規定された部数を郵送する必要がある．この場合，1 部ずつクリップなどでまとめて送る[23]．

9）著者全員の投稿に関する同意を示す文書

最近の傾向として，①投稿論文の内容について承知して承認していること，②当該論文を当該雑誌に投稿することについて同意していること，などをすべての著者から文書で示すことを求められることが増えてきた．場合によっては謝辞に氏名を出すことについても，該当者の同意文書が求められることもある．

10）利益相反の開示文書

第 4 章で説明した当該論文に関する利益相反（COI）について（☞ p41），すべての著者に関して開示文書を求める雑誌も増えてきた．

11）論文の構成

第 2 部で説明したように，データを提示する医学/保健科学の論文では，「緒言」「方法」「結果」「考察」の 4 部構成になるのが普通である．雑誌によっては項目の名称に異なるものを用いることが許されていることもある[24]．

20）『日本循環器病予防学会誌』では「採用未掲載論文」（英語で[in press]）を引用する場合に DOI の記載が求められている．「採用」を保証するためのものであろう．

21）「1428–34」は 1428 ページから 1434 ページまで，ということである．

22）というよりも，インターネットを通じての投稿しかできない雑誌も多い．

23）ステープラー（「ホッチキス」は商品名）や，特殊な道具が必要な文具（ガチャ玉〔こちらも商品名〕など）で留めたものは，これをはずすのが大変で，編集委員会事務局からは嫌われる．

なお，構造化抄録[25)]が求められている場合には，必ず使用する見出しが指定されているので，これに従う必要がある．

4 投稿規定以外の有用な情報

以上が投稿規定に関する記載であり，投稿予定の雑誌の規定にきちんと準拠する必要があることは繰り返し述べた．これ以外に，論文執筆の際に一般的に有用な情報を以下に示す．主として英語による論文を想定したものがほとんどだが，和文で論文を執筆する際にも大いに参考になる．

1) Uniform requirements for manuscripts submitted to biomedical journals：writing and editing for biomedical publication

いわゆる「バンクーバースタイル」といわれるもので，International Committee of Medical Journal Editors(ICMJE)が出している．投稿規定の一般的なものだが，この組織に加盟する雑誌[26)]では，この規定に従って執筆し，投稿された論文については，当該雑誌の投稿規定に合わないことがあっても，そのことを理由に掲載拒否はできないとされている．逆にいうと，この組織に入っている雑誌(英文の主立った雑誌は該当している)の投稿規定は，このスタイルに準拠している．オリジナル(最新は 2019 年改訂版)[27)]，および日本語訳[28)](ただし，版が 1 つ古い 2017 年版)がサイトで入手できる．

2) STROBE Statement

正式名称は，The Strengthening the Reporting of Observational Studies in Epidemiology(STROBE) Statement：guidelines for reporting observational studies である．日本語では STROBE 声明[29)]といわれている．コホート研究，症例対照研究，

24) たとえば『日本公衆衛生雑誌』では「緒言」の代わりに「はじめに」「まえがき」といった表現も認められている．表 5-1(☞ p47)参照．

25) 見出しをつけた項目別に記載された抄録(☞ p179)．見出しは，たとえば『日本公衆衛生雑誌』だと「目的」「方法」「結果」「結論」となっている．

26) 『Journal of Epidemiology』も該当する．

27) http://www.icmje.org/icmje-recommendations.pdf

28) https://www.honyakucenter.jp/usefulinfo/pdf/ICMJE_Recommendations_2017.pdf

29) 日本疫学会訳『疫学辞典　第 5 版』でこのように訳されている．

横断研究などの分析観察研究を報告する際に，正確かつ完全を期するために含むべき項目の勧告である．実際の観察疫学研究の論文がすべてこれに従って執筆されているわけではないが，非常に参考になる．これも原文(英文)[30]および日本語訳[31]がサイトで入手できる．

3) CONSORT Statement[32]

The Consolidated Standards of Reporting Trials は，無作為化比較試験(RCT)報告の際のポイントを示したもので，1996 年に最初のものが公表されて以来改良を重ね，最新のものは 2010 年の CONSORT 2010 Statement である．25 項目のチェックリスト(checklist)とフローチャート(flow diagram)からなる．研究計画段階でチェックリストをすべて満足できるように計画するのがよい．CONSORT 2010 Statement の日本語による解説もサイトで入手可[33]．

4) MOOSE Statement

The Meta-analysis of Observational Studies in Epidemiology は，疫学のみならず，医学/保健科学分野のすべてのメタ解析公表の際のチェック項目が提示されている．論文投稿の際の視点ではあるが，これも CONSORT 声明と同様，メタ解析を行うときから，これに従って実施するとよい．解説[34]およびチェックリスト[35]はサイトで入手可．

5) TREND Statement[36]

The Transparent Reporting of Evaluations with Nonrandomized Designs は非無作為化比較試験で行われる公衆衛生における介入研究の報告のためのガイドラインである．公衆衛生の分野では介入を無作為割付で実施することが困難なこと

---

30) https://www.strobe-statement.org/

31) https://www.strobe-statement.org/fileadmin/Strobe/uploads/translations/STROBE-Japanese.pdf

32) http://www.consort-statement.org/

33) http://www.consort-statement.org/Media/Default/Downloads/Translations/Japanese_jp/Japanese%20 CONSORT%20Statement.pdf

34) http://statswrite.eu/pdf/MOOSE%20Statement.pdf

35) https://www.elsevier.com/__data/promis_misc/ISSM_MOOSE_Checklist.pdf

36) https://www.cdc.gov/trendstatement/

も多く，そのためにこのようなものが準備されている．チェックリストも公開されている[37]．

6) 日本心理学会「執筆・投稿の手びき」

日本心理学会が刊行する『心理学研究』（和文誌）および『Japanese Psychological Research』（英文誌）に投稿する際の手びきである．投稿規定は別にあり，まさしく参考の手びきであり，しかも丁寧に書かれている．当然のことながらこの 2 誌に特化されているが，論文執筆の際の参考になる．これもサイトから入手できる[38]．サイトではウェブマガジン版もあり，便利である．

学会発表・論文執筆デッドセクション

投稿規定は結構面白い！

暇なときに様々な雑誌の投稿規定に目を通していると，結構面白い．まず，それぞれの雑誌の個性が出ている．また，編集委員長が交代すると，新しい編集委員長の個性に合わせて投稿規定がガラッと様変わりすることもある．種々の理由により細かな改訂は結構ある．1 か所の改訂が他の事項に影響を与えているのに，見落としでそのままになっていることもある（本来はあってはならないことだが）．さらに，記載の根底が編集委員会中心なのか，それとも投稿者中心なのかが透けてみえる．本文にも書いたが，引用文献の記載形式は千差万別である．

以上は日本語の雑誌の話で，英文雑誌の投稿規定ではそれほど個性が目立たない．バンクーバースタイル（☞ p173）に準拠したものが多いことも背景としてある．

37) https://www.cdc.gov/trendstatement/pdf/trendstatement_TREND_Checklist.pdf

38) https://psych.or.jp/manual/

第 18 章

論文の構成

POINT

1. 論文は「緒言」「方法」「結果」「考察」の柱となる 4 つの部分とその他の部分で構成される.
2. 表題はできるだけコンパクトにするが，内容を的確に.
3. 構造化抄録は投稿規定で示された段落のタイトルを用いる.
4. 抄録の文字数(単語数)は規定内で，かつ規定の 90%以上.
5. キーワードは，とにかく規定の数の上限の数を記載する.
6. 引用文献の記載形式は投稿規定を遵守する.

本書第 2 部第 5 章から第 8 章で論文の核となる「緒言」「方法」「結果」「考察」の 4 つの部分，第 9 章でこれに付随する図表について述べた．これを踏まえて，本章では論文全体の構成と，主要 4 部分(☞ p177) 以外[1] の部分について，通常の論文で出てくる順に説明する.

1　論文の構成

図 18–1 に医学/保健科学系論文の構成と慣習的な出現順を示した．主要 4 部分以外にもさまざまな部分があり，前述(脚注 1)のとおり，主要部分でないからといって，手抜きをしてよいわけではない．以下は，図 18–1 の上から順に従って説明していく.

2　表題

表題は学会の演題名と同様に，「できるだけコンパクトに，しかし内容を的確に表現する，という二律背反の事項が要求される」[2] ということに尽きる.

1)「その他」だから手を抜いて，いい加減でよい，というわけではない．念のため.

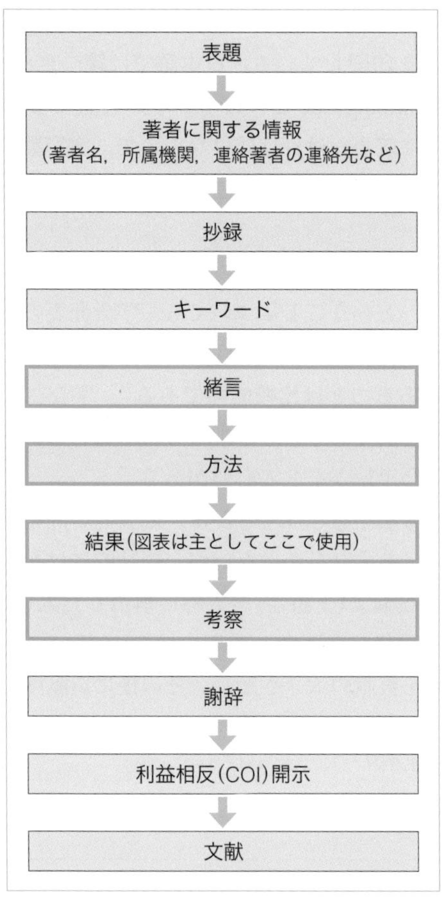

図 18–1 **通常の論文の順序（青枠が主要 4 部分）**

詳細については学会の演題名とまったく同じなので，第 11 章を参照のこと（☞ p115）．なお，学会発表した内容をそのまま論文にする場合には，学会の演題名をそのまま論文の表題にしてもかまわない．

3 短い表題（running title）

実際に論文が雑誌に掲載された際に，各ページの上のほうに表題を印刷して

2）カギカッコ内は第 11 章からのコピペである．

いることがある[3)]．ただし，表題をそのまま印刷すると分量が多すぎるので，通常は短くしたものを印刷している．日本語では統一された呼び方はない(ようだ)が，英語では running title といっている．英語でも日本語でも印刷のために一定のスペースに収めなければいけないので，文字数の制限[4)]がある．

4 著者

誰を著者にするか，ということについても，学会発表の共同演者とまったく同じことなので，これも第11章を参照する(☞ p114)．ただ，学会発表と違って著者の数に制限があることは比較的稀である[5)]．学会誌によってはすべての共著者がその学会の会員であることが求められることもあるので，そのような場合には投稿前に入会手続きをとる必要がある．

著者として記載する順序をどうするかは，悩ましい問題である．このことについて書かれたものはあまり見かけないが，経験的には次のような慣習がある(ようだ)．最初は当該論文(下書き)を実際に執筆した人(筆頭著者といい，通常はその論文に一番貢献した著者と考えられる)，続いて数人はその研究における貢献が大きな人を貢献の大きさ順に，その後に貢献度が比較的低い人を並べるが，最後にはその研究について指導的立場にある人(教授，所属長など)をもってくるようである[6〜8)]．

---

3) 『Journal of Epidemiology』がそうである．ワードプロセッサ用語だとヘッダー．

4) 日本語の文字数の制限に相当するものが英語では単語数だが，running title に限っては，一定のスペースに収めなければならないため，文字数，しかもスペースを含めて○文字以内という指定が多い．

5) 学会の演題では抄録を一定のスペースに収めなければならないことも，共同演者の数を制限する1つの要因となっている．

6) このような視点で論文の著者を眺めていると，雰囲気が何となくわかってくる．

7) 日本語の論文ではほとんど問題にならないが，英文だと著者名をどのように記載するかが気になる．筆者の場合だと，Yosikazu Nakamura(名字と名前のみ)，Nakamura Y(名字と名前のイニシアルのみ)，Yosikazu Nakamura, MD, MPH, FFPH(学位を含む)などがある．雑誌によって異なるが，投稿規定には通常は記載されていない．投稿する雑誌に最近掲載された論文を参考にして，それに合わせると，編集委員会としては「自分のところの雑誌をよく研究しているな」ということで，覚えがめでたくなる(こともあるかもしれない)．少なくとも，決してマイナスにはならない．

8) 筆者とは無縁の世界だが，教室員が書いた論文を教授に見てもらったところ，返ってきた論文の筆頭著者が教授に代わっていた，という話を今でも聞くことがある．(-_-)

5 連絡著者と連絡先

第 17 章(☞ p170)にも書いたが，編集委員会がその論文に対して直接の連絡相手とする，その論文の著者を代表する著者である．筆頭著者のことが多いが，必ずしもそうでなくてもかまわない．雑誌の投稿規定には論文(多くの場合，表紙)に記載しなければならない連絡著者の情報が書かれている[9)]ので，これを遵守する．

6 抄録

この部分が本章の中心となるテーマかもしれない．論文を全部読む時間的な余裕がない読者のために，多くの雑誌では論文のエッセンスとして抄録を表題，著者名の後に掲載している．せいぜい雑誌の半ページ程度のもので，その論文に記載されていることのまとめ，みたいなものである．また，日本語の論文でも英語の抄録を求めるものもある(『日本公衆衛生雑誌』がその例)．

以前は 1 段落の文章[10)]で書くのが普通であったが，最近は構造化抄録(structured abstract)といって，見出しを付けた複数の段落で構成される抄録が一般的になってきた．たとえば『日本公衆衛生雑誌』では「目的」「方法」「結果」「結論」である[11)]．これらの見出しに続いてその内容を記載し，全体で指定された分量[12)]以内になるように記述する[13)]．

構造化されていない抄録を書く場合でも，構造化抄録と同様の内容を，同様の順序で記載するのが無難である．繰り返しになるが，本文の考察に該当することは記載する必要はない．抄録に図や表が入ったものは見たことがない．

---

9) ちなみに，『Journal of Epidemiology』投稿規定では，氏名，郵便宛先，電子メールアドレス，FAX 番号を求めている．電話番号はいらないようだ．

10) 通常は投稿規定には書かれていないが，(構造化抄録ではない)従来の抄録は 1 段落で記載するものである．決して改行しない．

11) 多くは，論文の主要構成部分と同じ 4 つである．しかし，考察の部分がなく，その代わりに「結論」があるのが通常である．

12) 『日本公衆衛生雑誌』では 1,000 字以内，『Journal of Epidemiology』では 250 単語以内とされている．

13) 以前に書いた学会の抄録や学会での発表時間と同じで，指定された分量を超えるのは御法度だが，短ければよい，というものではない．せっかくの与えられた機会なので，ギリギリの文字数(単語数)で記載する．指定量の 90%以上ないと，論文に対する意気込みが疑われても仕方ない．

医学中央雑誌で文献検索を行うと，多くの論文ではその抄録を読むことができる．PubMed も同様である．文献検索した人はこれらの抄録を読んで，「本文も取り寄せて読んでみようか」となるか，それとも「これならばいいや」と次の論文に移るかの選択を行うこともあるので，自分の論文を読んでもらうためにはきちんとした抄録を書きたいものである．

7 キーワード

多くの雑誌では，その論文の内容を象徴するような単語をキーワードとしていくつか記載する．当該論文がめでたく雑誌に採用され，刊行された後に，文献検索(☞ p26)でヒットしやすくするためのものである．雑誌によって記載する単語数の上限が規定されていて，『日本公衆衛生雑誌』では 6 個である．これも制限いっぱいまで記載する[14)]．

後日，他の人が文献検索を行った場合にヒットしやすくなるように工夫すべき点がある．以前の冊子体を利用した文献検索ではキーワードだけしか検索対象となっていなかったが，現在のインターネット上の検索では，論文上のすべての言葉が検索対象となることが多い．そうすると表題，抄録，本文などでは出てこない単語をキーワードに挙げると，他の人が検索したときに自分の論文がヒットする可能性が高くなる．たとえば表題や本文中では「脳卒中」という用語を使用し，キーワードで「脳血管疾患」を挙げるといった工夫も可能である[15)]．

もう 1 つの工夫は，キーワードに使う単語は自分で考えるのではなく，適切な単語を「単語集」から探すということである．医学中央雑誌にシソーラス(類語)として出てくる単語を使用するとよい[16)]．

---

14) 「これ以上は単語が思いつかない」と思っても，とにかく何でもよいから本文で使用している単語(複数回使用している単語がよい)か，使用していなくても関係ありそうな単語を上限の数まで並べる．

15) 表題や本文で同じものを表す複数の表現があると，編集委員会から「統一しろ」という指導が入るし，そもそも「文章の推敲が甘い」ということで，そのことのみで低い評価が与えられても仕方ない．一方で，キーワードは表題や本文と異なってもかまわないと思う．

16) たとえば，筆者は川崎病についての論文を英語で書くときは，表題や本文中は Kawasaki disease を使うが，キーワードには mucocutaneous lymph node syndrome を用いる．MeSH では，研究の世界ではいわば死語ともいえる mucocutaneous…をいまだに採用しているからである．あるとき論文を投稿した編集委員会から「キーワードを Kawasaki disease にしろ」という指示が来たので，「MeSH はこちらだ」と言い返して，そのまま押し通したことがある．

8 主要４部分（本文）

通常はキーワードの次から「緒言」「方法」「結果」「考察」の，論文のキモとなる主要 4 部分が入る．図表は主として「結果」の中で用いる．詳細は第 2 部参照．

9 謝辞

キーワードまでは本文の始まる前，そして謝辞以降は本文の後ろが一般的である．謝辞は研究遂行や論文執筆に関して世話になった人[17)]に対する感謝の言葉を述べる部分である[18)]．このほか，この部分には研究費の出所，同一内容の学会発表歴などを記載することもある[19)]．

10 利益相反（COI）開示

謝辞に含めることもあるが，独立して項立てする雑誌もある．投稿する雑誌の投稿規定[20)]や，その雑誌に掲載された論文を参考に，適切に対処する．

17) 統計的な手法について指導を受けた人など，著者に加えたものか，それとも謝辞で済ませるのか，悩むこともある．そのような場合には，本人にまず「著者に加わっていただけますか？」と尋ねよう．本人が「その必要はない」といえば，「それでは謝辞に挙げさせていただきます」といえばよい．それも断られたら，それはそれで礼は尽くしているので問題ない（本人の了解なしに謝辞に出すと，後で問題が起きるかもしれない．外国の雑誌では謝辞に名前を挙げられている人の承諾書まで求めるものがある）．当該研究や論文にどれだけ貢献したかは主観的なものなので，いきなり「謝辞で…」といわれると，言われた本人は「他の著者以上に貢献しているのに…」と，むくれるかもしれない．

18) ただし，相手が商売で世話をしてくれた（当然そこには契約が存在し，相応の対価を支出している）場合には，謝辞には入れない．データ入力業者とか，論文校正業者（英文の場合）など．しかし，相手が商売抜きでやってくれた場合には，入れてもかまわないだろう．

19) 普通は謝辞には記載しないこと：①自分が所属する施設の研究費のみで実施した研究の，研究費の出所（＝自分の所属施設），②編集委員会や査読者に対する謝辞，③書籍のあとがきなどに見られる家族などへの謝辞．

以前は研究費を出してくれた組織に対する感謝の言葉も結構見られたが，最近では「本研究の一部は○○研究財団の××研究助成金で実施した」といった，事実のみを記載した表現が一般的である．

20) 『日本公衆衛生雑誌』では投稿規定で，「謝辞等」の内容として「当該研究への助成や便宜供与など」という記載があるので，利益相反は「謝辞」の中で開示する．

11 引用文献

本文(あるいは図表)で引用した文献は，最後にまとめて記載しなければならない．記載する情報は，雑誌掲載の論文の場合には著者氏名，表題，雑誌名，刊行年，巻(号)，ページ，書籍の場合には著者氏名，書籍名，刊行年，発行所名(所在都市名)，参照したページ，が一般的である．カッコ内のものは省略できることもある[21)]．

これらを，①どのような順序で，②どのような形式で記載するかは，雑誌によってさまざまである[22)]．まず，「順序」と書いたが，文献を記載する順序は，一般的には本文に出てくる順序だが，欧州系の雑誌では引用文献の筆頭著者名のアルファベット順に記載することを求めているものもある．1つの文献の中の項目の記載順序は，一般的には前述の項目の順だが，なかには例外もある[23)]．

論文の著者が複数の場合，記載する著者の数は投稿規定で決められている．たとえば『日本公衆衛生雑誌』の投稿規定では「文献の著者が3人までは全員，4人以上の場合は3人までを挙げ，4人目以降は省略して，3人の著者名+『，他』とする．英文の文献で著者が4人以上の場合は，3人の著者名+『, et al.』とする．」とされている．また，『公衆衛生』では，「著者は1人まで明記し，それ以上は『他』または『et al』としてください」とされている．なお，“et al.”はラテン語の et allis の略[24)]で，日本語の「，他」と同じ意味である．

その論文が掲載されている雑誌名は，通常はそのまま記載するのではなく，省略した形で記載する．論文が掲載されている雑誌が省略形を自ら示している場合[25)]にはその省略形を，そうでない場合には医学中央雑誌や PubMed で提示されている省略形を用いるとよい．

---

21) 投稿規定に「雑誌の巻のみを記載して，号は記載しない」と指定されていても，雑誌の中には号ごとに1ページからページ番号がふられているものもある(たとえば一般財団法人厚生労働統計協会が刊行する『厚生の指標』)．このような雑誌に掲載された論文を記載する場合には，投稿規定を無視してでも号を記載しないと，論文のありかがわからなくなる．

22) 興味深いことだが，第17章で紹介したバンクーバースタイル(☞p173)では，引用文献の記載形式については原則が述べられていない．それだけ雑誌によってバリエーションが大きいということの表れだろうか？

23) たとえば，雑誌名の次が当該巻号の刊行年を記載するものもある．

24) したがって，最後のピリオドは「省略している」ということを示すために省略できない．ただし，雑誌によっては投稿規定でピリオドなしが指定されていることもあるので，その場合には投稿規定に従う．

引用文献の記載を医学中央雑誌や PubMed からそのまま写す(いわゆる「コピペ」)例をときどき見かけるが，絶対にしてはならない．必ず当該論文(現物)を見ながら自分で入力するべきである．二次資料の誤った記載をそのまま写しても，その誤りの責任は二次資料ではなく，あくまでも写した著者にある[26)]．

第 3 章でも書いたが，学会の抄録と二次資料は引用文献としては(原則として)使用してはいけないことを，再度この場で確認しておく(☞ p37)．

12 図の説明

第 9 章で書いたが，英文の論文では伝統的には図のタイトルや説明を，図とは別に本文の最後に付けるのが論文執筆のお作法であった．しかしながら，最近ではパワーポイントでタイトルや説明まで記載して投稿すれば，あえて本文の最後に記載しなくてもよい場合も多い．当然のことながら，投稿規定で求められていれば，それに従う必要がある．

13 本章の終わりに

論文の主要 4 部分とは異なり，本章で紹介したことは投稿する雑誌特有のものも多い．したがって，投稿規定をよく読んで，これに従った記載にすることで，編集委員会の印象もよくなり，その雑誌に論文が採用される確率が高くなる．

25) 『日本公衆衛生雑誌』は各号の表紙の左下に「日本公衛誌」という表示がある．これが『日本公衆衛生雑誌』が自ら提示している雑誌名の省略形である．

26) もっとひどいのは，他人の論文に引用されている文献を，読みもせずに孫引きする，ということがある．たとえば，川崎富作先生の川崎病のオリジナルの論文(1967 年)の表題は「指趾の特異的落屑を伴う小児の急性熱性皮膚粘膜淋巴腺症候群」(傍点は筆者)である．査読を引き受けた川崎病に関連する投稿論文の引用文献に「指趾の特異的落屑を伴う小児の急性熱性皮膚粘膜リンパ節症候群」と記載されていると，これだけでオリジナル論文にあたっていないことがバレて，その論文や著者の評価は著しく低下する．もちろん，現在の正しい医学用語は「リンパ節」だが．

学会発表・論文執筆デッドセクション

人名の表記

本文(脚注)にも書いたが，日本人の人名を日本語で表記する場合には氏名すべてを書くのが一般的であるのに対し，英語ではいくつかの表記形式がある.

趣味の世界で最近気になっているのは(そんなの，気にするほうがどうかしている，と言われそうだが)，日本の作曲家の人名には氏名が使われるのに(古関裕而作曲「オリンピック・マーチ」)，外国の作曲家は名字だけというのが一般的である(ブラームス作曲「ドイツ・レクイエム」)，ということである. もちろん，外国の作曲家でも氏名を使うこともあるが，日本の作曲家で名字だけ，というのは聞いたことがない(古関作曲「オリンピック・マーチ」とは言わない). 外国の作曲家の例外はシュトラウスで，ヨハン(これは父と 2 世がいるのでややこしい)とリヒャルトがいるので，必ず名が付けられる. 外国の指揮者やソリストは作曲家と比べると氏名で称されることが多いような気がする.

第19章

編集委員会とのやりとり

POINT

1. 投稿に際しては，投稿規定を遵守する．そのほうが編集委員会の覚えはめでたい．
2. 「掲載不能」の通知を受けたらその理由を考え，理由に応じて適切な対応をとる．
3. 論文を修正して再投稿する場合にも，編集委員会などの指摘に応じた適切な対応が「採用」への近道である．
4. めでたく採用された後も，著者校正などで編集委員会とのお付き合いは続く．

いよいよ書き上げた論文を雑誌に投稿する．ここから編集委員会とのやりとり(あるいは対話，もしくは対決？)が始まる．その概要を説明する．

1 投稿された論文の大まかな流れ

まずは，投稿された論文がどのような手続きを経て，最終的に採用(当該雑誌に掲載することの決定)に至るかを示そう．概要は図19-1に示したが，あくまでも一般論であり，雑誌によってこれとは異なる取り扱いをする所もある．

まず，著者から論文が投稿されると，編集委員会ではいくつかのチェックをかける．

ⓐ使用している言語は指定のもので，それなりに標準的なものか[1)]
ⓑ内容は当該雑誌の守備範囲内のものか

1) 意味不明の日本語(あるいは英語)だと，そのことだけで編集委員会から論文を突き返されても，それは著者の責任である．

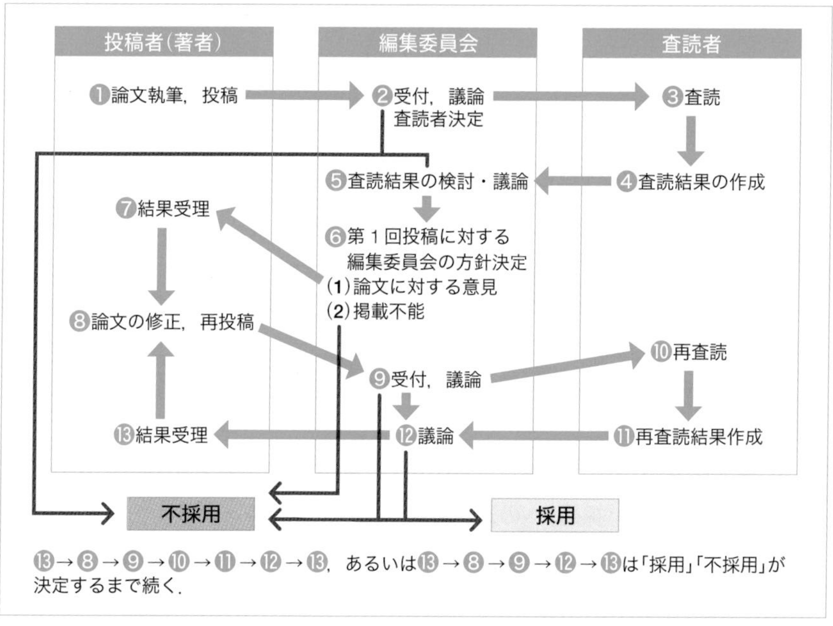

図 19-1　**投稿論文の流れ**

ⓒ事前の倫理審査や登録が必要な研究の場合に倫理委員会の承認や登録に関する記述があるか
ⓓ投稿規定は遵守されているか

これらをクリアしない原稿を査読に回すと，(ⅰ)査読者が気の毒である，(ⅱ)編集委員会が査読者に叱られる，(ⅲ)査読者が見つからない(ⓑの場合など)，(ⅳ)内容がよくても掲載できない(ⓒの場合など)といった事態が予想されるため，著者に理由を付して差し戻し(あるいは「掲載不能」決定)される．

このステップをクリアすると，編集委員会では査読者を選定し，査読を依頼する．査読者は当該論文(研究)の意義などを中心に，論文の問題点などを「査読意見」として編集委員会に返す．編集委員会では査読意見をもとに当該論文の取り扱いを決定する．論文の意義が低くて[2, 3]掲載に値しないと判断されたときや，致命的な欠陥を抱えていて学術論文としては問題がある場合には，

2) 以前にも書いたが，経験論的法則を導き出す医学/保健科学の研究では，すでに明らかになっている課題でも(定説となっている課題でさえ)意義ゼロということはない．

「掲載不能」の決定が下る．そうでない場合には問題点を指摘し，著者に改善を求め，修正された原稿を再度審査する，ということが著者に伝えられる[4]．後者の場合には，編集委員会からの意見に対応した修正原稿を編集委員会に再投稿する．編集委員会はこれを受けて，①意見に対応できていなければ「掲載不能」決定，②再度査読者に意見を求める，③修正が適切であればそのまま採用決定，のどれかの決定を行い，後は図19-1のように，編集委員会が「採用」か「掲載不能」かの最終決定を下すまで，以上の手順が繰り返される．

2 まず，投稿

以前は①紙の原稿を編集委員会事務局に郵送する方法しかなかったが，今日では，②原稿のファイルを電子メールに添付して編集委員会事務局に送る，③インターネットを介して投稿する，といった方法もある．①の場合でも，紙の原稿に加えてファイルを入れた電子媒体(USBメモリ，CD-Rなど[5])を同封することが求められることもある[6]．③の方法は保健科学の分野の日本語の雑誌でもボチボチ出てきた[7]し，医学の分野や国際的な雑誌ではこれが一般的である．いずれの方法で投稿するにしても，著者が3つの方法から自分の都合のよいものを選択できるというものではなく，編集委員会(＝投稿規定)指定の方式に従う必要がある．また，基本的にはインターネット経由だが，一部の資料のみを郵送することを求める雑誌もある[8]．

紙の原稿を編集委員会へ郵送する場合には，編集委員会への手紙(添書，カバーレター，図19-2参照)とともに指定された部数の論文(打ち出し)を同封する．当然のことながら論文は1通ずつ束にする．ステープラーや特別な機

3) 絶対的な基準はなく，雑誌によって相対的に決まる．同じ論文でも，レベルの高い雑誌では「意義が小さい」と判断されるし，そうでない雑誌からはそれなりの評価を受ける．

4) 理論的には「このまま掲載」が決定されるという選択肢もあるが，きわめて例外である．筆者も一度しか経験したことがない．

5) そういえばフロッピーディスク(FD)はお目にかからなくなりましたね．

6) つまり，いずれの方法においても原稿用紙への手書き原稿は相手にしていない，ということである．

7) 『日本公衆衛生雑誌』がそうである．

8) 『公衆衛生』では①郵送，②Eメールでの投稿，の両者が認められているが，Eメールでの投稿でも「投稿申し込み書」と「著作財産権譲渡同意書」は記入のうえ，郵送しなければならない．

2021 年＊＊月＊＊日

日本○○学会
日本○○雑誌編集委員会御中

〒329-0498（自治医大専用郵便番号）
栃木県下野市薬師寺 3311-1
自治医科大学公衆衛生学教室　中村好一

電　　　話：0285-58-7338
ファクシミリ：0285-44-7217
電子メール：nakamuyk@jichi.ac.jp

拝啓　いつもお世話になります．

日本○○雑誌に拙著「栃木県における自殺の実態：2018 年，2019 年の警察データの解析」を原著論文として投稿いたします．

本研究は栃木県警察の自殺に関するデータを解析したもので，本文中にも記載しましたように，自殺について警察のデータを題材とした研究は比較的稀なものです．

共著者全員は本論文の内容，および貴誌へ投稿することに対して同意しています．またこの研究に関して開示しなければならない利益相反はありません．

ご検討の程，よろしくお願いいたします．

敬具

同封物

添書（本状）
論文　3 部
USB メモリ（Windows，本文：一太郎 2021，図：パワーポイント 2016，表：エクセル 2016）

以上

図 19-2　**初回投稿の際の添書（編集委員会への手紙，カバーレター）の例**

械がないと使えない束ねる装置ではなく，クリップなどの素手で扱うことができる道具で束ねると，編集委員会では扱いやすく，受けがよくなる．また，①紙に加えてファイルを電子媒体に入れて同封する，②投稿料の振込領収書の写しを同封する，③投稿時の確認事項一覧にチェックを付けたものを同封する，④著者全員のサインを同封する，などが規定されていれば，それに従う．また，論文を保存した電子媒体を同封する場合には，①媒体の種類，②ファイル名なども，規定があればそれに従う[9]．後のトラブル防止のために，配達したことの記録が残る方法[10]で送ったほうがよい．なお，封筒の宛名は「○○雑誌編集委員会御中」「○○雑誌編集委員長△×□▽先生」「○○雑誌編集委員会事務局御中」「○○雑誌編集委員会事務局☆▽◎◇様」のいずれでも，受け取る所は編集委員会事務局の担当者なので，かまわない[11]．なお，封筒の表には「○○雑誌投稿原稿在中」と朱書きすると，事務局では開封前から内容がわかるので親切である[12]．

オンライン投稿の雑誌について，実際のサイトでの情報入力/ファイルのアップロードの手順を 1 つの雑誌を例に表 19-1 に示す．細かなところは雑誌によって異なるが，大まかな流れと必要とする情報はそれほど違わない．最近の流れとして，共著者の署名の代わりに編集委員会が共著者全員のメールアドレスの提出を求め，これらのアドレスに「このような論文を受け取った」という連絡を送り，「身に覚えがなければ申し出るように」と(暗に)促すことも多くなった．表に示すそれぞれのステップは 1 画面で表示され，画面の下[13]にある「保存して進む」をクリックすると次の画面に移り[14]，最後の画面で「投稿」をクリックすれば投稿完了となる[15]．また，著者名の入力で，第 11 章で紹介した ORCID の入力を求められることもあるので，あらかじめ著者全員のメールアドレスと ORCID に関するデータ(必要な場合)の収集をしておいたほうがよい．

9) ここでの注意事項．①ファイルは編集委員会への手紙(カバーレター)ファイルと論文ファイルは別ファイルにしておく，②ファイル名について規定がなければ，内容と著者の名前がわかるようにしておく(例：「中村自殺投稿論文本文．doc」)．ファイル名に著者の名前が入っているのは，編集作業を行う側からすると大変楽である．なお，この原則はインターネット経由で投稿する場合も同様である．

10) 宅配便を利用する．郵便だと簡易書留郵便，レターパックなど．

11) 編集委員長や担当者の名前がわからない場合には「御中」で出すしかないが，わかっている場合には氏名まで書いたほうが，丁寧な印象を受ける．

12) 投稿規定でこのようなことを求められている場合には当然(書いていないと「投稿規定をよく読んでいない」と判断される)であるが，そうでない場合でも書いて悪い話ではない．少なくとも書いたことがマイナスに作用することはない．

13) 下だけでなく，上にもあることもある．

14) このときに，必須事項であることを示す req の項目に記載がなかったり，規定の文字数をオーバーしていたりすると，警告の画面となり，問題点を指摘される．

表 19-1　**インターネットを介した論文投稿で必要な情報（ある雑誌の例）**

ステップ	必要な情報	詳細
1 題名・種別・要旨	論文種別	原著，資料，短報など（選択式）
	題名	ワープロからコピペする
	ランニングタイトル	この雑誌では「最大 22 文字まで」と指定
	要旨（抄録）	ワープロからコピペする．この雑誌では「最大 400 文字まで」と指定
2 索引用語など	キーワード	ワープロからコピペする．この雑誌では 5 つまで
3 著者	共著者を含めて全員の著者に関する情報	このサイトに登録者として入った者が筆頭著者・連絡著者として自動的に入っているが，変更可 電子メールアドレス，氏名，所属機関と部署名，所在地
4 希望査読者	査読者として希望する研究者，希望しない研究者	氏名，電子メールアドレス，所属機関と部署名，電話番号，査読者として希望する/しない（どちらか選択） （査読者として希望しない者として登録する場合には，カバーレターでその理由を記載することを求めている）
5 設問	カバーレター	「参照」で自分のコンピュータ内のファイルを指定してアップロードしたほうが，コピペよりもスマート
	論文について	図表の数
	チェック項目	□筆頭著者および連絡者は○○学会の会員です □ヒトを用いた研究や動物実験について倫理審査に関する記載をしています．またはこれらの内容は含まれません □本論文の内容は他誌にすでに掲載あるいは投稿中もしくは投稿予定ではありません □著作権を○○学会に譲渡することに同意します □すべての共著者は，本論文の内容を熟知し，投稿に同意し，かつ投稿規定の内容を承諾しています （すべての項目にチェックがついていないと，先に進めない）
6 ファイル・アップロード	本文や図表のファイル	「タイトルページ」「本文」「図」「表」などのファイル名を指定して，アップロードする．ファイルの種類は選択式
	利益相反（COI）開示文書	共著者も含めて全員分
7 確認・投稿		6 までで入力/アップロードした項目を確認し，問題なければ「投稿」をクリックして投稿終了

15）オンライン投稿が編集委員会にとって都合がよいのは，投稿規定無視の論文をある程度ブロックできる，という点もある．たとえば，キーワードは 5 個以内と規定していても，紙の論文では 6 つ以上記載できるが，インターネットの入力画面でキーワードの枠を 5 個しか準備しなければ，6 つ以上は受け付けずに済む．文字数なども同様である．著者としては逆に「ちょっとぐらいの違反はよいだろう」と思っていても，相手がコンピュータなので絶対に許してもらえない．

3 投稿受領通知の受け取り

いずれの方法でも投稿が完了すると，編集委員会から「投稿を受け付けた」という連絡が届く．郵便だと 1 週間ぐらい[16)]，オンライン投稿だと即座に連絡が返ってくることが一般的である．この通知文書には投稿論文の登録番号が記載されているので，これ以降，編集委員会に対してこの論文について連絡する際には必ずこの登録番号を明示する．

4 第 1 回投稿に対する編集委員会の方針連絡受領

新規投稿論文を受領した編集委員会は図 19-1 に示した手順で当該論文の評価を行い，投稿者にその結果を通知する．投稿受理から最初の結果通知までの期間は数日(これはたいてい「掲載不能」)から数か月だが，だいたい雑誌のレベルと反比例する[17)]．結果は「掲載不能」か「意見に従って修正された原稿を再審査」の 2 種類のうちのどちらかであることは前述のとおり．

5 「掲載不能」だったら

異性にふられたときと同様に，「この雑誌とは縁がなかった」と考えて，気を取り直して別の雑誌に投稿する．

なお，編集委員会のこのような決定は決して珍しいものではない．むしろ，レベルの高い雑誌ほどよくある決定である．そして，多くの場合，著者はここでめげて，当該論文の投稿を諦め，せっかく書いた論文が闇に葬られていくのである．しかしこれでよいのだろうか？　以前も書いたが，医学/保健科学の研究にはそれに参加していただいた協力者が存在する．そして，そのような人に対する仁義として，結果はきちんと世間に公表する必要がある．この項のここから先は，著者がめげずに元気を出して，別の雑誌に投稿してもらうための

第19章

16) 2 週間たっても連絡がこないようであれば，事故の可能性が高いので，編集委員会事務局に電話したほうがよい．

17) レベルの高い雑誌は早く，そうでない雑誌はそれなりに遅いのが一般的．それでも 3 か月ぐらいたっても何も連絡がなければ「どうなっていますか？」と編集委員会事務局に連絡してもよい(と思う)．ちなみに，以前の『Journal of Epidemiology』は平均 20 日を切ったことを誇っていた．

ものである[18].

ただ,「掲載不能」の通知を受けたその晩から次の雑誌に投稿する準備を始めるほど打たれ強い人はそれほどいない.癒しのための一定の冷却期間は必要だが,これが長すぎると自分の論文を自分でボツにすることになる.せいぜい 1 週間ぐらいと考えてよいだろう[19].

1) ボツの理由を考える

編集委員会からの手紙をよく読み,編集委員会がこの論文を「掲載不能」とした理由をまず考えよう.これによってここから先の対応が変わってくる.「掲載不能」の理由を大別すると,次のいずれかになる.

①致命的な欠陥がある
②作法がなっていない
③意義がない(低い)

それぞれの場合の対処法について,説明する.

2) 致命的な欠陥がある場合

このような見出しにもかかわらず,致命的な欠陥というのはそれほどあるわけではない.なぜならば,人間を対象とした研究においては動物実験のような完全な計画研究は不可能であり,どの研究でも程度の差はあれ,欠陥を抱えているからである.しかし,たとえば対象者の性・年齢分布も提示できないほど情報が欠落したデータセットの解析であれば,ほとんど致命的であろう[20,21].虚血性心疾患の発症に関する研究で対象者の喫煙習慣に関するデータを入手していない場合も致命的である[22].

18) ちなみに筆者は最初に大学を卒業して以来約 40 年間で,めげてボツにした論文は 2 編しかない.これはいずれも刊行された人口動態統計を再解析したものだったので,対象者に対する直接の仁義はない.

19) 1 週間たったら,次の投稿に対するアクションを起こす,ということ.

20)「ほとんど」と書いたのは,にもかかわらず観察する意義がある,というテーマがあるかもしれない,という配慮からである.しかし,そのような例は思いつかない.

21) ウェブを用いてデータ収集した「研究」ではよくある.通常は,こんなものは研究とはいわない(駅前で集めたアンケート用紙の集計と同程度のものである)

22) ここは「ほとんど」ではなく,確実に致命的でしょう.

多くの場合，このような致命的な欠陥を抱えた論文では，編集委員会ではこれを理由に「掲載不能」という結論とし，その理由をきちんと著者に伝える．要するに，「意見に沿った修正原稿を再検討」として問題点を指摘しても，修正ができないだろうという判断から，お互い(著者と編集委員会)の手間と時間の無駄を省くために，率直に著者に理由を告げるのである．

この判断に著者が納得できたのであれば，指導者と相談のうえ，これ以上の投稿をやめる方向で検討してもよい[23)]．もっとも，別の雑誌に投稿してみる，という選択肢もある．

3) 作法がなっていないとされた場合

投稿規定に従っていないとか，日本語が理解不能とか，要するに論文の意義や欠点を議論する以前の問題として，ある種の門前払いをされたケースである．編集委員会からの連絡には，きちんと理由が書かれているはずである．この場合には，もう一度本書を最初から読み返して，再度投稿規定を読み，お作法にかなった原稿にして再投稿する．物事がわかっているボスであれば，今度はお作法の点も含めて指導していただけるだろう．ちゃんと「ごめんなさい」を言うことができれば，同じ雑誌に投稿してもよい．

4) 意義がない(低い)とされた場合

上記の 2 つの場合と異なり，このような場合には単に「本誌には採用できません」としか連絡がなく，具体的な理由が通知されないことも多い．査読者の意見でも致命的な欠陥が指摘されていなければ，このケースと考えてよい．

以前も書いたが，人間を対象とした医学/保健科学の研究は経験論的法則を導いているので，2 番煎じ，3 番煎じ，n 番煎じでもそれなりに意義がある．疫学研究の結果から因果関係を論じる際の視点(クライテリア)に必ず「関連の一致性」[24)] が入っているのは，このことを反映したものである．逆に言うと，意義がまったくない研究というものは存在しないと考えてもよい．

一方で意義の大小はある．ある事実を世界で初めて報告した論文と，n 番煎じの論文では，意義は異なる．そして，雑誌に掲載するかどうかを判断する際

---

23) 別の課題に取り組もう．

24) 対象者，研究のフィールド，研究の時期，方法(コホート研究でも，症例対照研究でも)が異なっていても，同一の結果が一貫して観察されるということ．喫煙と肺癌などがよい例である．

の当該論文の意義は，雑誌のレベルとの相対的関係で決まる．すなわち，レベルの高い雑誌では投稿論文も多く，一定レベル以上の意義がある論文のみの掲載にしないと，雑誌から論文があふれてしまう．一方で，投稿論文の数が少ない雑誌では，ある程度意義の小さな論文でも掲載しないと，掲載する論文がなくなってしまう．

第 16 章で投稿雑誌を選ぶ際に「あこがれ受験」→「分相応」→「滑り止め」と書いた(☞ p163)のが，ここで生きてくる．すなわち，意義がないということで掲載不能と 1 つの雑誌から判断されても，雑誌のレベルを落とせば，同一の内容でそれなりの意義ができるのである．

5) ボツ原稿を別の雑誌に改めて投稿する

前述の「意義がない(低い)」と編集委員会に判断された場合，この雑誌よりも少しレベルの低い雑誌に改めて投稿するのが一般的である．その際に注意しなければならないことを述べよう．

後述のように編集委員会から「意見に従って修正した論文を再検討」という意見(判断)をもらった場合には，届いたすべての意見に対して何らかの対応をしなければならない(この点はこの後，説明する)．これに対して，「掲載不能」でも査読者や編集委員会の意見が付いてくることがあるが，当然のことながら，これらに対しては対応する必要はまったくない．今から別の雑誌に投稿するので，新たに投稿する雑誌の編集委員会は投稿前に別の雑誌の編集委員会との間にあったやりとりは知らない(はずである)から，当然のことである．

しかし，せっかく投稿した雑誌の編集委員会(査読者)から自分の論文に対する第三者の客観的意見をいただいたのだから，納得できるものについては取り入れて，論文の改善をはかることはあってもよい(というよりも，積極的にそうするべきである)．一方で，査読者の立場からすると，当該論文に対する自分の意見がもとでその論文がボツにはなったが，意見が反映されてそれだけ論文の質が高くなり，他の雑誌に掲載されたならば，それはそれで(密かに)喜ぶべきことである．

当然のことながら，再投稿する雑誌の投稿規定をよく読んで，これに合致するように形式はきちんと整える[25)]．

6) これだけはやめよう

掲載不能の理由を再度，編集委員会に尋ねるのは，やめたほうがよい．理由：①すでに編集委員会からの連絡文書に記載されている．②したがって，多くの場合，編集委員会はそのような照会には対応しない．③そのような照会の記録(記憶)が編集委員会には残り，次回その雑誌に投稿するときに「いやな奴がまた，投稿してきた」と思われる(かもしれない)[26)]．④未練がましい[27)]．⑤そのような暇があるのであれば，さっさと別の雑誌に投稿する準備にとりかかるべきである．

6 「意見に沿った修正原稿を再検討」

ここからは，編集委員会から論文を審査した結果として「意見に従って修正した再投稿原稿を改めて審査する」という通知をもらった場合の対応である．

この場合には，編集委員会から送られてきたすべての意見に対して対応しないと，その雑誌への採用はないと考えて間違いはない．ただし，これはあくまでも「対応」であって，「意見のとおりに従う」ではない．以前，『Journal of Epidemiology』のサイトに場合分けした対応方法が示されていたので，これを転記する(グレー部分)[28)]．

まず，まえがきから．

「掲載を希望される場合には，同封の査読者の意見などを参考に 2 か月以内に再投稿して下さい」という編集委員会の方針が出された場合，修正の上，再投稿していただきますが，不十分な回答や不適切な対応は，結果として，採用に至らないことになります．下記の点に留意して，十分に吟

25) そうしないと新たに投稿する雑誌の編集委員会に「この論文は他の雑誌から拒否されたものを焼き直して本誌に投稿してきた」というのがばれて，評価がそれだけ厳しくなっても，それは著者の責任．

26) 編集委員も人の子である．基本は論文の内容勝負だが，しかし，「この著者は前回の対応もよかったな」と思うのと，「またこの人が投稿してきたの！」と思うのでは，扱いに微妙な差が出ても，やはり著者の責任であろう．なお，『公衆衛生』連載の際に，後段のカッコ内は本当は「こいつ」と書きたかったのだが，素敵な編集者から「上品に記載すること」という注文をいただいたので，このような記載になったのです．m(_ _)m

27) ふられた女にいつもでも未練がましく，まとわりつくべきではない．「女」と書いたのは，このような未練がましい行為は，一般的に男のものだからである．

28) 原案を考えたのは筆者だから，パクリも許されるだろう．

味した上で，再投稿していただきますようお願いいたします．

適切な対応かどうかが採否の分かれ目となる．なお，「2 か月以内」は雑誌の都合であり，すべての場合に当てはまるものではないが，この程度の目安はあってもよいだろう．

①著者が査読者や編集委員会の意見に同意できて，これに従って修正可能な場合

例えば，技術的な問題(検定方法など)や，考察の一部に対する意見がここに該当するでしょう．著者が同意できる意見に従って，修正して下さい．

これは対応としては一番簡単である．しかし，実際の修正は，検定方法の変更など，大変なこともある．

①の意見に対する回答文例

初回投稿時には検定 A を使用していましたが，査読者のご指摘に従い，検定 B に変更しました．

②著者が査読者や編集委員会の意見に同意できるが，修正不能な場合

例えば，標本サイズの問題や，収集していないデータに関する意見などがここに該当するでしょう．意見には同意できるが，修正不能であることをきちんと示して下さい．その上で，このような問題があるにもかかわらず，論文として発表する意義があることを考察で述べて下さい．

これは結構ある．本当は査読者(編集委員会)はここまで勘案したうえで，当該論文に意義があるかどうかの判断を下すべきなのだが，まぁ，仕方ないでしょう．

②の意見に対する回答文例

今回得られた結果について，査読者から「曝露 X が交絡因子として影響を与えているのではないか」というご指摘をいただきました．確かにその可能性もありますが，残念ながら本研究では X についてのデータ収集を行っていません．したがって，X の交絡因子としての影響を除去することができませんが，このことは考察で本研究の問題点として議論いたしました．

③著者が査読者や編集委員会の意見に同意できない場合

例えば，考察に関する意見がここに該当することがあります．このような場合には，理由を明示した上で，同意できないことを示して下さい．

理由を示すことが重要である．理由なしに「同意できない」と主張しても，通常は編集委員会は取り上げない．

③の意見に対する回答文例

本研究における選択バイアスが結果を過大評価しているのではないかというご指摘を受けましたが，むしろ，有病者は調査に参加しない傾向があるということがあれば，本研究で得られた結果は真の有病率を過小評価したものとなります．したがって，査読者のご意見には同意いたしかねます．

④査読者や編集委員会の意見が誤解や無知に基づく場合[29)]

当該論文に関して最も情報をもっているのは著者です．したがってこれに対する査読者や編集委員会の意見が誤解に基づいていることもないわけ

29) 筆者の経験．厚生労働省の患者調査は以前は毎年実施されていたが，1984 年からは 3 年に一度となった．変更後のデータを使って時系列変化を観察した論文をある雑誌に投稿したところ，査読者から「なぜ，3 年おきの観察なのか？　毎年のデータを出せ」という意見が返ってきた．査読者の勉強不足もさることながら，①このような勉強不足の研究者に査読をさせ，②誤った認識の査読意見をそのまま著者に返した，編集委員会の見識のほうが大いに問われるべきである．

ではありません(できるだけこのようなことは排除するように努力していますが). このような場合には, まず第一に誤解を招く表現をしていないかどうかを検討して下さい. もしこのようなことがあれば, 誤解を導かない, 適切な表現に改めて下さい. 表現に問題がない場合には, 理由を付けて誤解であることを示して下さい.

ここでも「理由」が重要である.

④の意見に対する回答文例

本研究で使用した国民生活基礎調査は, 査読者のご指摘の通り, 毎年実施されていますが, 本研究で実際にデータを使用した健康に関する部分(健康票)は3年に一度の大規模調査でしかデータ収集がされていません. したがって, 毎年のデータを解析することは不可能で, データが存在する3年に一度の解析となっています.

⑤査読者や編集委員会の意見が疑問形で提示されている場合

多くの場合, 婉曲な表現を用いているだけで, 実は意見です. しかし, 本当に疑問である場合もあります. このような疑問が出てくることが不当であるのならば, ④に準じた対応をして下さい. 逆にこのような疑問が出てくることが当然のことであれば, 査読者や編集委員会はある意味で読者の代表ですから, このまま論文として雑誌に掲載されても同じ疑問が読者から出てくる可能性が大です. したがって, 疑問への回答を査読者や編集委員会あての文書で示すのではなく, このような疑問が出ないように論文自体を修正して下さい.

「論文中での問題解決」がポイントである. 逆に言うと, 編集委員会や査読者あての文書内だけで解決したつもりでは, 駄目なのである.

⑤の意見に対する回答文例

査読者が疑問を呈されているとおり, 確かにご指摘の箇所はわかりづらい表現でしたので, 改めました.

上記①〜⑤に続いて，次のような記載がある．

> 以上のような修正を行った上で，下記の点をチェックして下さい．
> (1)修正後，全体として矛盾はないか．
> (2)投稿規定に従っているか．
> (3)これ以上の修正個所はないか．
> このような手順で最終原稿が決定したら，どこをどのように修正したのかを査読者，あるいは編集委員会あての文書で明示して下さい．その際に，修正された新しい原稿で修正個所を「○○ページ△行目から」とか，「文献○○を追加」といった形で場所を明示して下さい[30]．

(1)については，指摘された部分を手直しすることによって，別の所に影響を及ぼすこともあるので，全体を読み直して[31]，問題があれば潰してしまわなければならない．

なお，図 19-3 に修正箇所とその説明文書の例を示す．若干の説明を加える(丸付数字は図 19-3 の数字に該当)．❶初回投稿時に編集委員会事務局から与えられた登録番号を明記する．❷このときにはコメント A から C まで 3 人のコメントがあったので，それぞれに分けて対応を記載した．図 19-3 には出していないが，コメント A に対する対応文章に続いて，コメント B，コメント C に対する対応が出てくる．❸この文章はそのまま査読者に回ることを想定して，感謝の意を表しておいたほうが印象がよい．❹対応をわかりやすくするために，編集委員会から送られてきた文章をそのまま記載し，そのことがわかるように斜体にしている．❺意見に従って修正をしたのであれば，そのことがわかるようにしておいたほうがよい．❻新しい原稿のどの部分かがわかるようにする．❼原稿は大幅に書き改められているが，これは著者が勝手にやったのではなく，査読意見に従って行ったことを明示しておく．

第19章

30) ということで，結構よく書けています．(^_^;)

31) 声を出して読むことを，強くお勧めする．そうすることによって，目で追っていくだけでは気づかなかったミスが判明することも，よくある．

○○○雑誌投稿論文　20-047 [1]

「栃木県における自殺の実態：2007 年，2008 年の警察データの解析」

第 1 回投稿原稿に対する編集委員会・査読者の意見に対する著者の対応

コメント A [2]

丁寧な査読を行っていただいたことに，著者は感謝しています. [3]

抄録

自殺の原因・動機は複数回答があると思います. そのことを明記してください. その他，論文についての査読意見を参照の上，加筆修正を行ってください. [4]

ご指摘に従い [5]，追加しました(2 ページ 16 行目) [6]. また，コメント C [7] に従い，「結論」を全面的に書き改めました.

緒言

「年間約 2 万人で推移していた」とありますが，適切な記載であるか見直してください.「一気に 3 万人を超え」も，論文として慎重を尽くした文章表現になっているか，点検してください.

ご指摘に従い，「1986 年をピーク(25,667 人)とした 1980 年代のわが国の自殺死亡の上昇はその後低下し，1997 年までは年間約 2 万人で推移していた. しかし，1998 年に 3 万人を超え，その後も毎年 3 万人前後で推移している」と改めました(5 ページ 3 行から).

(以下，省略)

図 19–3　**修正箇所とその説明文書の例**

7 「意見に沿った修正原稿を再検討」でも再投稿しない場合

編集委員会や査読者の意見はハードルが高すぎて，とても対応できない，ということもある. この場合には「掲載不能」という通知を受けた場合と同じ対応でかまわない. ただし，その雑誌に再投稿をしないことを編集委員会に連絡すると，編集委員会の受けはよくなる(かもしれない) [32]. なお，投稿を諦める，ということは絶対にやってはいけない. 編集委員会からはそれなりに意義があるという評価を受けたのだから，たとえ別の雑誌であっても採用してもらえる可能性は高いと考えるべきである．

8 査読の実情

医学書院刊行の雑誌『看護研究』53 巻 4 号(2020 年)では特集として「看護実践に関する事例研究の査読基準を考える」を取り上げ，単に看護における事例研究のみならず，「哲学・臨床実践」「人文・社会科学」「社会福祉」など関連領域に関する論文の査読に対する考え方の一部を垣間見ることができる．あまり例を見ない，有意義な特集である(第 21 章，☞ p226)．

9 再投稿

以上のような準備が整ったら，再投稿する．基本的には初回投稿と同じだが，編集委員会あての手紙には，再投稿であることと登録番号をきちんと記載する．表題(タイトル)を改めた場合には，もとの表題も「旧表題」として，示しておく．また，オンライン投稿では最初の入り口が新規投稿と再投稿とでは別のことが多いので，注意する．後は初回投稿と同じ手順が繰り返され，最終的に採用か掲載不能かの決定が下る．

図 19-4 に再投稿の際の添書(カバーレター)の例を示す．⑧論文の表題と登録番号を明記する．前回の投稿のときと表題を変更したのであれば，旧表題と変更の理由も示す．⑨前回の投稿と比べて著者が増えているので，新たな著者名とその理由を明示する．⑩著者全員の同意が得られていることを明示する．⑪この下に連絡著者に関する情報(氏名と連絡先)を入れてもよいが，この文書では冒頭に書かれていて自明なので，省略している．

10 初回査読で指摘されなかったことを指摘されたら

初回投稿原稿に対する指摘事項ではなかったのに，2 回目以降に指摘される

32)「拙著をご検討いただきありがとうございました．ご意見をいただきましたがとても対応できそうにありませんので，他誌に投稿させていただきます．次回，別の論文投稿の際にもよろしくお願いいたします」．普通は著者からこのような連絡はしないが，もし連絡があると，編集委員会としてはうれしくなるし，事務処理も容易になります．

2021 年＊＊月＊＊日

日本○○学会
日本○○雑誌編集委員会御中

〒329-0498（自治医大専用郵便番号）
栃木県下野市薬師寺 3311-1
自治医科大学公衆衛生学教室　中村好一

電　　　話：0285-58-7338
ファクシミリ：0285-44-7217
電子メール：nakamuyk@jichi.ac.jp

拝啓　いつもお世話になります．

日本○○衛生雑誌に投稿中の拙著「栃木県の警察データによる自殺の実態」（旧表題「栃木県における自殺の実態：2018 年，2019 年の警察データの解析」，編集委員会からのご意見により変更）(20- 047)[8]を，××月××日付のご連絡に従い修正いたしましたので，原著論文として再投稿いたします．なお，原稿を修正するにあたり，当教室の助教である△△△(具体的な氏名が入る)の意見も反映いたしました[9]ので，著者全員の同意のもとに[10]，著者に加えることといたしました．よろしくお願いいたします．

敬具

同封物

添書（本状）
論文　正 1 部
論文　副 2 部(著者名，所属，謝辞を削除)
編集委員会，査読者の意見に対する著者の対応
USB メモリ(Windows，本文：一太郎 2021，図：パワーポイント 2016，表：エクセル 2016)[11]

以上

図 19-4　**再投稿の際の添書(編集委員会への手紙，カバーレター)の例**

ことがときどきある．これは①査読者/編集委員会のブレ，または②見落とし，であり，いずれにしても悪いのは向こうである[33]．しかし，論文採否に関する権限をもつ編集委員会に楯ついても何もよいことはない[34, 35]．そこで，①よい意見であれば，知らん顔して論文に反映させる，②同意しかねる意見であれば，前回指摘されていないことを理由にして取り入れない，ただし，「ご指摘事項には同意いたしかねますし，前回はご指摘のなかった事項なので，修正論文には反映させていません．あしからずご了承下さい」などと記載して，争いは避けよう．

11 気持ちの問題

特に投稿に慣れないうちは，初回の編集委員会からの連絡(指摘事項)に対して「自分の論文はこんなにお粗末だったのか」と，ショックを受けることがある．しかし，時間をおいて，少し冷静になって意見を読むと，思ったよりも大したことはないことがわかったり，編集委員会/査読者の思い違いなどもよくある話で，最初に思ったほど修正が難しくないことに気づく．この「時間」は人によって異なるが，筆者はおおむね 1 週間を目処としている．

早く気を取り直して，遅くとも 1 か月以内に再投稿しよう．

12 採用通知

ここから先は，編集委員会とのやりとりを経て，めでたく採用通知(「本誌に論文として掲載します」という通知)が届いてから，実際に刊行されるまでの話である．

これまでの苦労が報われる瞬間である[36]．何はともあれ，苦労したうえでの合格通知のようなものだから，大切にとっておきたいものである．以前は郵便

33) 「初回査読で見落としましたが……」といったひと言があると，著者としては「しょーがねーなー」という気にもなるが……．

34) 以前も書いたが「泣く子と編集委員会には勝てない」．

35) 筆者のように齢を重ね，先が見えてくると，「このような雑誌は二度と(死ぬまで)相手にしない」という対応もある．投稿しないのはもちろんのこと，査読を依頼されてもお断りする(場合によっては無視する)．

36) 採用通知が来た論文は他の論文で引用できる．引用の際に「○○雑誌 2021(掲載予定)」と記載すればよい．

で届いたが，近年は電子メールで届くことがほとんどとなった．

単に「本誌に掲載することを決定した」旨の記載だけのものから，細々と指示があるものまで千差万別，雑誌によって流儀は異なる．ここで指示されたことについては従わないと，掲載が遅くなる[37]ばかりか，最悪の場合には採用取り消しになることもある．「神の声」と心得よう．

13　掲載料

雑誌によっては「掲載料」が必要な場合がある[38]．金額や納入方法は編集委員会事務局から指定されるので，それに従って速やかに納入する．組織の経費から支出するために，郵便振替の領収書や銀行の送金確認書のみでは不十分で，特別な様式の書類などが必要な場合には，編集委員会事務局に相談すれば何とかしてくれる(はずである)[39]．なお，言葉は悪いが掲載料は「身代金」的な要素があり，これを納入するまでは雑誌に掲載してもらえないと考えて間違いない．

14　著作権の譲渡

投稿の際に「採用された場合には著作権を譲渡する」という文書の提出を求める雑誌もあるが，採用後に求める雑誌も多い．この場合にも速やかに従う．提出方法(郵送，ファクシミリ，インターネット経由など)，署名人(代表著者だけでよいのか，それとも著者全員か)なども編集委員会の指定に従う．なお，譲渡先は通常はその雑誌を刊行する学会か，出版社である．なお，著作権を譲

37) 通常は，採用した順に雑誌に掲載していくものである．したがって編集委員会では採用済み掲載待ちの論文の状況と刊行状況を勘案して，採用通知に「○○年×月刊行予定の△△巻□号に掲載予定」ということを採用通知で知らせてくれる場合もある．しかしこれはその後の手続き(特に著者校正)が順調に進んだ場合の話で，著者の都合で順調に進まない場合には，そのぶん，時間的に後から採用決定された論文が先に掲載されることも十分にありうる．

38)『日本公衆衛生雑誌』がそうである．

39)『Journal of Epidemiology』では特別な書類が必要な著者に対しては，自分で作成することを求めていた．著者が必要な書類を作成し，編集委員会事務局に郵送すると，事務局では内容を確認して問題がなければ，押印のうえ，著者に返送していた(返信用の封筒の宛名書きと切手貼付も著者に求めている)．編集委員会も商売でやっているわけではないので，特別な負担は可能な限り著者に負ってもらう，という考え方である．

渡した以上は，論文それ自体や刊行されたものについて，著者といえども著作権法で認められた私的利用しかできなくなる[40]．

なお，近年はインターネット時代に対応したクリエイティブ・コモンズ(☞p219)も進展してきており，この場合には著作権譲渡の手続きはない．

15 著者校正

採用から刊行までの作業のなかで，最も重大で大変なのが著者校正である．印刷会社で原稿の版を組み，この打ち出し(ゲラ)を見ながら誤りがあれば修正する作業である．

以前は印刷会社で鉛でできた活字を拾って版を作成していた．したがってこの際の活字の拾い間違いや，組間違い(活字の上下逆)なども結構あった．これがある時期以降からは著者が提出した電子データをもとに電子的に版を組んでいるので，このようなことは基本的にはなくなった．一方で，特殊な記号などを使っていると，別の文字になったり，それ以降が文字化けしていることもよくある．

校正のための専用の記号を使用して校正を行うのが正しい校正の方法である．標準化されたものは JIS 規格(JIS Z 8208：2007 年)となっている．第 17 章(☞p175)で紹介した日本心理学会の「執筆・投稿の手びき」では 74 ページに，一部の校正の記号とその意味が掲載されている．

しかしこれらは古典的な活字を拾っていた頃のものであり，たとえば現在の電子的な作業では，たとえば文字が 90° 横になるなどということはよほどのことがない限り考えられない．したがって，このような記号は，必要に応じて資料を見ながら使用すればよいだろう[41]．一般に使用されるのは文字の修正や削除，挿入の指示や記号，改行の指示の記号ぐらいである(校正記号はあまり必要ない)．文字や単語を修正する場合には修正する部分全体を○で囲んで引出線を引き，変更後の文字を指示する．

それよりも，どこをどのように修正するかが印刷会社の担当にきちんと伝わるように，十分な記載をしたほうがよい．たとえば表 19-2 に間違いやすい文

40) たとえば企業からその論文の結果を宣伝に使わせてほしいといった申し出があっても，企業の交渉相手は著者ではなく，著作権を譲渡された学会や出版社となる．

41) 覚える必要はない，ということ．

表 19-2 注意が必要な誤りやすい文字

- 1(アラビア数字いち)と l (アルファベット小文字エル), i (同アイ)
- 2(アラビア数字に)と z, Z (アルファベットゼット)
- 6(アラビア数字ろく)と b (アルファベット小文字ビー), h (同エイチ)
- 9(アラビア数字きゅう)と q (アルファベット小文字キュウ), g (同ジー)
- 0(アラビア数字れい)と o, O (アルファベットオー)
- c(アルファベット小文字シー)と C (同大文字シー)
- i(アルファベット小文字アイ)と j (同ジェイ)
- p(アルファベット小文字ピー)と P (同大文字ピー)
- s(アルファベット小文字エス)と S (同大文字エス)
- u, U(アルファベットユー)と v, V (アルファベットヴィ)
- x, X(アルファベットエックス)と× (乗法演算記号)

字を例示したが，これらを修正する際には誤った「6」を「b」に修正する場合でも，手書きなのできちんと伝わらない可能性もあるので，筆者は「b(アルファベット小文字のビー)」と書いている．1つだけ覚えておいたほうがよいのは，校正の書き損じへの対応である．校正をしようとして一部書き込んだが，よく見るともとのままでよかった場合がある．この場合に中途半端に消す(斜線を引いたり，文字を消す文房具を使ったり)と，印刷会社の担当はどのように対処したらいいのかわからなくなるかもしれない．このような場合には「ママ」と記載しておくと，「この部分は修正する必要はなく，もとのままでかまわない」ということが伝わる．

紙で送られてきたゲラに修正を加えてその紙をそのまま返送する場合には，修正箇所があることをわかりやすく示すために，修正は赤(朱)の筆記用具で行う．校正したゲラをスキャナで読み取ってそのファイルをインターネットを経由して返送する場合も赤(朱)で記載する．ファクシミリで返送する場合には色つきは無理なので，黒で，しかもできるだけ大きく太い字や線で記載する．修正箇所がわかりやすくなるように少し大きな丸で囲んでもよい．

近年はゲラを pdf ファイルでメールに添付して送ってきたり，「これこれのサイトを開いて確認するように」というメールに従ってサイトを開くとそこに pdf ファイルが置いてある，といったケースが多くなってきた．この場合，ゲラの pdf ファイルを直接修正することも可能だが，筆者はこの作業での誤りを避けるために pdf ファイルを打ち出して，赤のボールペンで手書きで修正し，再度これをスキャナで読み取って送り返すようにしている．この方法で問題が起こったことは一度もない.

校正は，最終原稿と異なっている点を指摘して修正する作業であり，論文をブラッシュアップするためのものではない．最終原稿からの変更は，取り上げて(採用して)もらえなくても，これは著者の責任である．ときどき「問題があれば校正のときに修正すればよい」と考えている猛者がいるが，完全なルール違反だし，編集委員会からは嫌われること請け合いである.

それでも論文の誤りが発見されたらどうするか．前述の原稿の確認と同様，編集委員会に詫びを入れたうえで，修正していただけないかどうかお伺いを立てる．ただ単に朱書きで修正するだけでは，「著者の勝手な変更」ということで，編集委員会から修正を取り消される可能性もある.

著者校正は通常は 1 回だけである．著者校正で修正の指摘をした箇所がきちんと指示どおりに修正されたかどうかは，編集委員会が責任をもってやってくれる．ゲラを編集委員会に返却したら，その後に誤りに気づいても後の祭りである．念には念を入れて，①ゲラを声を出して読む，②他の著者にもゲラを見てもらう，といった努力で，後で「しまった！」と思わないようにしよう．校正恐るべし！[42)]

16 別刷の申し込み

論文の別刷とは，1 冊の雑誌の中から当該論文の部分だけを取り出して，別に印刷したもので，場合によっては表題や著者名などが記載された表紙が付くこともある．コピーの技術が未熟で，コピー機が一般的ではない 1960 年代頃までの名残で，研究者は雑誌で読んだ論文を保管して活用したい場合[43)]に，著者に別刷の依頼状を出して取り寄せ，これを保管した.

というような事情により，近年は別刷の請求葉書もほとんど来ないし，そういえば，来るとしても葉書ではなく，別刷の請求メールである．これに対して

第19章

42) 校正恐るべし，の実例．筆者の論文「Descriptive epidemiology of prion disease in Japan：1999-2012」(DOI：10.2188/jea. JE20140022)は，なんと，著者名が間違っている．原稿の段階でミスタッチを行い，それが最後まで生き延びて，校正の際にも「そんなところにミスはないだろう」といい加減に行った天罰である．教室員に指摘されたときには，目の前が真っ暗になった.

43) 今だと，必要なページをコピー機で複製するか，スキャナで読み込んでファイルとして保存するであろう．また，サイトから直接 pdf ファイルをダウンロードすることも一般的になってきた．そのほうが手っ取り早い．個人的な使用であれば著作権も侵害しない.

筆者は，サイトで公開されている論文[44]では「ここ[URLを明記]からダウンロードして下さい」という返事をメールで出して対応している．そして，以前は100部(あるいはそれ以上)といった大量の別刷の注文(作成)をしていたが，今では「記念」的な意味で30部程度しか作成していない．ちなみに本書のもとの雑誌『公衆衛生』での筆者の連載は「無料30部＋有料」となっているので，各回30部の無料別刷のみ頂戴した．将来，この論文で学位を取得しようとか，学会の賞に応募しよう，というときには，ある程度まとまった部数の当該論文のコピーを提出する必要がでてくる．このようなときは，コピーよりは別刷のほうが格好がよいので，多めに作成しておくとよいかもしれない．逆に，別刷を注文しない[45]からといって，論文の採用が取り消されることはないので，必要がないと思ったら別刷は注文しなくてもかまわない．

何点か注意点を．上記のように雑誌によっては特定の部数を無料で作成してくれるものもあるし，すべて有料のものもある(部数に応じて高くなる)．有料の部分については論文のページ数と作成する別刷の部数に応じた料金表が提示されるが，通常の論文で100部程度であれば数万円で済むのが一般的である．しかしこれは，雑誌印刷と同時に別刷を印刷するときの経費で，後から追加でお願いすると，べらぼうに高くなる可能性がある[46]．「それならば自分で印刷会社に依頼して作成すれば安く済むのではないか」と考える人もいるかもしれないが，前述のとおり，多くの場合その論文の著作権は学会，あるいは出版社に譲渡しているので，学会/出版社の了解なしに個人で印刷会社に依頼して別刷を作成するのは，たとえ論文の著者であっても著作権の侵害という違法行為となる．別刷の代金は編集委員会事務局，あるいは印刷会社から請求が来るが，たいていの場合，これを納めてからでないと，別刷が届かないようになっている[47]．

なお近年は，インターネットで容易にpdfで論文が入手できたり，電子ジャーナルだけで冊子体のない雑誌も増えており，別刷自体が過去のものとなりつつある．

---

44) たとえば，『Journal of Epidemiology』に掲載された論文など．

45) 別刷の問い合わせに対して回答しないということで「不要」の意思表示をするのではなく，きちんと不要であることを伝えたほうが先方は手間が省ける．

46) 「後からの追加注文には応じられません」という雑誌もある．

47) ここでも身代金理論が活用されている．

学会発表・論文執筆デッドセクション

編集委員会も結構大変(だった)

以前,『Journal of Epidemiology』の編集委員長をやっていた(2002〜2007 年).よい雑誌にするために投稿論文数を増やさなければならない,そのためには初回投稿受付から編集委員会の方針決定通知までの時間をできるだけ短縮しなければならない,と考えていた.これを実現するために,査読者には 2 週間で査読結果を編集委員会に返していただくという方針を徹底し,督促リストを作成して日付順に並べ,締切までに査読結果が査読者から返ってこなかった場合には翌日(深夜まで仕事をしていたときには午前 0 時を過ぎたらすぐに)電子メールで督促状を出していた.そのうち査読を依頼される側は「JE の査読結果取り立てはサラ金並みに厳しい」ということを認識するようになり,督促状も減ったが,逆に再々督促ぐらいまで取り立てに応じない査読者もいた.このような猛者は編集委員長極秘のブラックリストに落ちていった.すでに時効の話である.

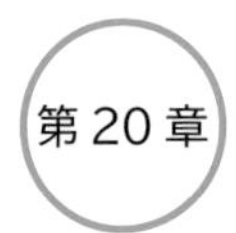

論文刊行の後

POINT

1. 論文公表後に共同研究の提案などがあれば，論文公表の成果があったと考えて，前向きに検討する．
2. Letter to the editor で論文に対する読者からの質問や指摘があったら，誠実に対応する．
3. 査読者として雑誌の編集委員会から指名されたならば，光栄な話として積極的に引き受ける(学会の座長と同様)．
4. いったん引き受けた査読については誠実に対応する．

本章では，めでたく論文が活字になって，雑誌(電子ジャーナルも含めて)に掲載された後の話をする．

1 別刷の請求

前章でも書いたが，以前に比べるとそれほどの頻度ではないが，雑誌を読んだ研究者や，文献検索でその論文の存在を知った研究者から，論文別刷の請求が来ることがある．以前は葉書が一般的であったが，近年は電子メールで来ることがほとんどである．

論文がサイトで公開されている場合には，筆者はその URL，あるいは DOI を示して「必要があればそこからダウンロードしてください」ということで済ませる．そうでない場合には編集委員会(印刷会社)から別刷が届いた後[1]に，1 部送付する．このときに添え状を入れずに封筒に別刷 1 部のみを入れて「印刷物(外国行きだと printed matter)」として，安い料金で送っても失礼ではない．しかし，「この研究者とはつながりをもったほうが，将来のためになる」と判断した場合には，論文請求のお礼と送付する旨の添書を入れてもよいだろう．

1) 雑誌によっては結構時間がかかることもある．

ちなみに，別刷の郵送代は著者が支出するのが慣例である[2)]．

ただし，前章でも書いたが，別刷自体が考え方によれば前時代的だし，請求があっても URL か DOI[3)] を教えてあげるだけでもよいだろう．

2 共同研究の提案など

論文を読んで，同じような研究を行っている研究者から詳細な内容の問い合わせや，場合によっては共同研究の提案などが来ることもある．大変光栄な話であり，また，研究成果を論文化した効用でもあるので，前向きに検討しよう．

3 「編集委員会への手紙」への対応

論文に対する疑問や，問題点の指摘が読者から「編集委員会への手紙」[4)] として編集委員会に届くことがある．これに対して編集委員会では，まず投稿された「手紙」の内容を検討し，掲載するかどうかを検討する．投稿者の主張にある程度の理があれば，これを雑誌に掲載する決定をし，もとの論文の著者に対して対応や反論があるかどうかの照会を行う．

著者として編集委員会から照会を受けた際には，質問に対しては適切に回答すればよい．意見に対しては，特に何も反論しなければ「投稿者の意見を著者は認めた」と見なされても仕方がないので，問題を感じる意見であれば査読意見への対応と同様に，適切に対応したいものである．投稿者の意見が採用決定以前に編集委員会とやりとりしていたときと同様の意見であれば，そのときのやりとりを繰り返してもよい[5, 6)]．著者の見解として投稿したものは，よほど

2) だから，以前は葉書で，今は電子メールで請求が来るのである．くれぐれも受取人払いで送らないように．

3) 電子版があったり，DOI が付いていれば，の話だが．

4) 英語の“letter to the editor”の日本語訳である．『日本公衆衛生雑誌』では「会員の声」．

5) 米国で，“letters to the editor”への意見の投稿の半分は，その論文の査読者によるもので，自分の意見が論文に反映されずに論文が刊行されたため改めて意見を投稿してきていると聞いたことがある．

6) 雑誌に掲載された論文について著者は全面的な責任をもつが，掲載を許可した編集委員会にもある程度の責任はある．したがって，編集委員会が承認した論文，ということで，自信をもって対応してよい．逆に，読者が意見するような大きな問題を抱えた論文を掲載したのであれば，それに気づかなかった編集委員会の責任も結構大きなものがある．

変なものでない限り，そのまま投稿者の文章の後に掲載される．

4 誤りに気づいたら

一番冷や汗が流れる瞬間である．「テニヲハ」の誤りであれば，放置するしかないが，データの誤りなどは編集委員会に連絡して，「訂正」(英語では erratum［単数形］または errata［複数形］)を掲載してもらうことになる．前述の「編集委員会への手紙」と異なり，編集委員会は「誌面が汚れる」「余計な仕事」ということで，決していい顔はしないが，誤りをそのまま放置するわけにもいかず，仕方がないので掲載してくれるだろう．『Journal of Epidemiology』16 巻 3 号 136 ページ[7] には Erratum が掲載されているが，最後にひと言“The Journal regrets the errors.”(雑誌はこれらの誤りを遺憾に思う)と記載されている[8]．ここに編集委員会の怒りと，「編集委員会のせいではなく，著者が悪い」ということが示されている．なお，当たり前のことだが，もとの論文は誤ったままであり，これを修正する術はない[9] ので，後に別の人が誤った情報をもとの論文から引用しても，それはやはり著者の責任であろう[10]．

くれぐれもこのようなことがないように，投稿前に十分に確認しよう．なお，この点については第 19 章脚注 42(☞ p207)を参照．

5 査読を依頼されたら[11]

学会の座長[12] と同じように，1 つのテーマについていくつかの論文を発表し

7) http://www.jstage.jst.go.jp/article/jea/16/3/16_3_136/_pdf
8) 当時の編集委員長(＝筆者)のオリジナルではなく，外国の雑誌で見かけて「あぁ，よい表現だなぁ」と思い，機会があったら使おうと思っていた．使う機会ができてしまって，本当に regret(残念)であった．
9) 電子ジャーナルで元の pdf ファイルを修正版 pdf ファイルと差し替えるのも，ルール違反であろう．修正版 pdf ファイルを掲載するにしても，元の版もそのままにしておくべきである．
10) 「訂正を出したので，それを確認せずに誤ったもとの情報を引用した人が悪い」とはならないであろう，ということ．
11) 連載の際に，ここまで書いてまだ規定の文字数の半分程度しかいっていないので，埋草的に書いた．しかし，可能であれば書きたかった事項でもある．
12) 第 15 章参照(☞ p154)．

ていくと，そのうちその分野の別の人の論文査読を編集委員会から依頼されるようになる．本章のここから先は，そのときの心構えについてである[13]．査読の実態を知っておくことも，論文執筆/投稿にあたっては何かの役に立つであろう[14]．

編集委員会から査読の依頼が来たら，基本的には断らずにお引き受けする，ということが重要である．編集委員会も闇雲に査読を依頼しているわけではなく，査読者候補の専門領域と能力，実績を勘案したうえで依頼しているのだから，学会の座長と同様，依頼が来るということは光栄なことであり，よほどの理由がない限りこれに応じるべきである．逆に，特に明確な理由もなく断り続けている[15]と，そのうち依頼が来なくなり，「少しぐらい査読してもよいなぁ」と思う年齢になったときに寂しい思いをする[16]．それでも断っても仕方ないのは，①査読依頼された論文のテーマが本当にまったくの自分の専門外，②物理的に期限までに仕上げるのが不可能[17]，③その論文の謝辞には挙げられていないがその論文に関わりがある，といった場合である．なお，所属は異なるが同じ組織に属する人(たとえば，同じ病院の別の診療科に所属する医師，同じ県の別の保健所に勤務する人，など)の論文の査読依頼であれば，編集委員会はわかったうえで依頼しているので，その研究や論文に関わっていなければ引き受けても差し支えない．また，④すでに他の雑誌でその論文を査読し，「採用不能」の意見を出してそのとおりになった後に，別の雑誌から査読依頼が来た場合にも，断ってもよいと思う[18]．だが，査読を断る場合でも具体的に(編集委員会も納得ができる)理由を示したうえでお断りしたほうがよい．なお，断った場合には編集委員会は別の査読者を探さなければならないので，断る場合にはできるだけ早く断ること．

13) 次の論文も参考にすること．中村好一：公衆衛生分野の学術誌における査読のあり方：査読に対するひとつの私見．日本健康教育学会誌 2012：20；131-137(https://www.jstage.jst.go.jp/article/kenkokyoiku/20/2/20_131/_pdf)．

14) 「畑の肥やしみたいなもの」と考えていただいて，結構である．

15) 複数の別の雑誌で断ったとしても，「あいつは依頼された仕事を断る」という悪い噂は，どこからともなく流れていくものである．

16) 「若い時の苦労は買ってもせよ」とは，よく言ったものである．

17) 「一晩徹夜すれば何とかなる」程度の状況は，ここには入らない．

18) 外国の雑誌だが，このような経験がある．もちろん，二度目は「忙しい」という理由(本当の理由を編集委員会に告げるのは，後述するがルール違反だろう)で断った．

なお，最近の査読依頼はメールで来ることが多い．この点については後述する．

6 査読を引き受けたら

いったんお引き受けしたからには，①期限は守る，②途中で投げ出さない，といったことは当たり前のことである．特に②の「やっぱりできません」では，業界から永久追放されても仕方がない．

原稿が届いたら，まず，全体に目を通す．筆者はまずサラッと最初から最後まで読み通し，次に詳細にメモを書きながら[19]読むようにしている．査読する大前提として，言語がまともかどうか，という点がある．多少おかしなところがあれば査読意見として指摘すればよいが，あまりにもひどすぎる場合には(「いちいち指摘していたら，やってられないよ」と感じたら，この域に達していると判断してもかまわない)，そのことを指摘して内容は吟味せずに，編集委員会にそのまま返してもよい．後をどのようにするかは編集委員会が判断するであろう．

そのうえでまず大きな点として，①解くべき課題(research question)は明確か，②この研究の意義はどの程度のものか，③方法に問題はないか，④結果の提示方法は明確で的確か，⑤考察は得られた結果をもとに論理的に記載されているか，⑥文献の引用は過不足なく，引用内容には誤りはないか，などをチェックしていく[20]．これらの重要なチェックポイントについては，自由記載の査読者意見とは別にチェックシートが準備されていることも多いので，その場合にはそれに従って査読者の意見を提示していく．なお，チェックシートで厳しい意見表明をした場合には，自由記載でその理由を説明したり，具体的に問題点を指摘するべきであろう．

チェックシートは原則として編集委員会が参考とするだけで，著者には届かない[21]が，自由記載の意見はそのまま著者に届くことを前提として記載しな

19) 原稿が紙ではなくファイルで届いたら，打ち出しは査読者が作成したものなので，どのように使おうと(メモを原稿に書き込もうと)勝手である．編集委員会から紙の原稿が届いた場合でも，メモを原稿に書き込むことは，ルール違反ではない．そのために投稿原稿の 1 行の文字数や 1 ページの行数は余裕があるのである．

20) 何のことはない，本書で「論文はこのように書きましょう」と言ってきたことが，できているかどうかの確認である．

ければならない．なお，査読結果記載様式で，編集委員会あての意見と(はっきりと「著者には非開示」と記載されている場合もある)，著者への開示を前提とした意見を書き分けるようになっているものもある．そうでない場合でも，編集委員会のみで著者には知らせたくない意見は，そのように指示して記載すればよいだろう．

細かな指摘をどこまで行うのかは，難しい課題である．たとえば日本語や英語の言い回しについて，文法上の明らかな誤りであればともかくとして，文体(＝個人の趣味)にまで細かな注文をつける査読には疑問を感じる[22)]．引用文献の記載形式が投稿規定に従っているかどうかも，どちらかといえば査読者の仕事というよりも，編集委員会の確認事項だろう[23)]．

著者として編集委員会から査読者の意見をもらった場合には，査読意見にはそれなりに重たいものがあると感じる．したがって，逆に査読する立場となったときには，ちょっとした軽い気持ちで「こうしたら論文が改善する」という程度で書いた意見が，著者にとっては「指摘されたとおりに対応しないと，採用されない」と受け取られることもある．そこで，「①方法論や解析方法など改善しないと致命的な欠陥に対する意見」と「②できれば改善したほうが望ましい意見」は判別できるようにしたほうがよい．文脈のなかでこのようなことを表すのが難しい場合には，「この点の改善ができない論文は査読者としては掲載に同意できない」「致命的な問題点ではないが，改善が望まれる」と，はっきりと書いてもよいのではないだろうか．

7　ネット時代の査読

インターネットの普及により，査読もネット上で行うことが多くなった．まず，査読依頼がメールで届く．論文の表題と抄録が書かれており，この論文の査読を「行う」/「行わない」のどちらかを選んでクリックする．後者の場合には，

21) 例外がないわけではない.

22) だからといって，いい加減な日本語や英語で書いてもよい，と言っているわけではない．第 3 章を参考に，学術論文にふさわしいきちんとした日本語や英語で書くことと，これを他人にまでやらせるのとは，次元が違う問題である．「他人の論文は，しょせん他人の論文」．

23) これはあくまでも論文の本文の最後に記載されている引用文献一覧の書き方の問題であり，引用された論文の内容が本文に正しく記載されているかどうかの確認は，査読者の責任である．著者による引用論文の内容の誤解や曲解はきちんと指摘しなければならない．

「差し支えなければ行えない理由」や「推薦する査読候補者」を求められることもある．いずれにしても回答するとたちどころに別のメールが届き，断った場合にはお礼が記載されている．引き受けた場合には URL が記載されており，そこを開くと査読対象論文全文が pdf で入手できる．これを査読するのだが，査読結果も同じ URL で行い，通常はチェックシートに相当する部分があって，そこに掲載されている項目のなかから該当するものを選んでチェックを入れていく．自由記載の意見欄もあり，紙面上での査読と同様，編集委員会限りのコメントと，著者への開示を前提としたコメントの記載欄があるのが一般的である．学会の抄録と同様に画面上で文章を書いていくのは大変なので，あらかじめワードプロセッサで作成し，画面上にコピペするほうがよいだろう．あるいは査読者が作成したファイルをアップしてもよい．すべて記載したら「送信」をクリックし，査読は終了する．

8　再査読

査読意見や編集委員会の意見に従って修正されて再投稿された論文の査読を，再度依頼されることがある(図 19-1，☞ p186)．このときには基本的に先に出した意見に対して著者の納得できる対応ができているかどうかだけを確認すればよいのだが(ただし，1 か所の改訂が他の部分に影響を与えることもあるので，全体として問題ないかどうかの吟味は必要である)，再投稿論文を読んでいると，初回査読時に見落としたことに気づくこともある．これを再査読時に指摘するのは本来はルール違反だが，どうしても指摘しなければならない場合には，「本来は初回査読で指摘すべきことでしたが」などとひと言断ったうえで行うほうがよいだろう．このようなことがないように，初回査読では漏れがないよう必要事項をきちんと指摘すべきである[24)]．

9　査読意見に対する編集委員会の修正

査読意見に対して，編集委員会が手を入れることがある．たとえば編集委員会が不適切と判断した査読意見を削除する，査読者の「修正しないと採用不可」とした意見を少しレベルを落として「修正したほうが望ましい」とする，などで

24) 査読者に対する編集委員会の評価は明らかに下がるが，仕方がない．

ある．極端な場合には，査読者の「掲載不可」という評価にもかかわらず，採用することもある．しかし，これらはすべて編集委員会の権限の範囲内で，編集委員会の責任で行っているものである．

査読者の意見は匿名で著者に返されるので，査読意見といえども，著者に対して責任をもつのは編集委員会．そのために編集委員会が手を入れることも当然のこととしてありえる[25)]．したがって編集委員会のこのような正当な活動に査読者として異議を挟むべきではないし，最終的に採用された論文に異議があるのであれば，前述のとおり，「編集委員会への手紙」などで 1 人の読者として指摘すればよい．査読意見はあくまでも匿名の査読意見でしかありえないのである[26)]．

10 「査読」べからず集

「査読」べからず集

× 1) 期限無視
× 2) いったん引き受けた査読の途中投げ出し
× 3) 他人への丸投げ
× 4) 自分の主張と一致する結果かどうかの反映
× 5) 査読という事実を含めた口外
× 6) 査読者から著者への直接のコンタクト

期限無視，途中投げ出しは御法度であることは前述のとおりである．他人への丸投げもよくない[27〜29)]．

査読はあくまでも学問的に意義があるかどうかや，方法論的に問題がないかどうかの判断であり，査読者と同様の立場の内容なので評価が高くなる，あるいは逆に査読者と異なる見解なので厳しい評価となる，といったことはあって

25) 単に出てきた査読意見をそのまま著者に丸投げしている編集委員会があるとすれば，その雑誌のレベルは決して高くはない．第 19 章脚注 29(☞ p197)参照．

26) だからといって，いい加減な査読をしてもよい，と言っているわけではない．いい加減な査読に対しては編集委員会の厳しい評価が待っている．昔の『Journal of Epidemiology』の編集委員会には「ブラックリスト」があって，ここに掲載された人には二度と査読を依頼しなかった．

はならない．査読者の個人的な立場は捨てて，客観的な判断が求められる．

1 つの具体的な論文について，これを査読しているとか，査読したという情報は，秘匿情報であり，たとえ論文が雑誌に掲載された後であっても，口外してはならない[30, 31]．また，論文の内容についても口外してはならないし，いわんや，刊行されるまでは自分の研究の参考にするのも，控えるべきである(と思う)．

このべからず集は，特に明記されているわけではないが，いわば学界の常識，あるいは掟みたいなものである．

---

27) 自分ではよくわからない点を詳しい人に教えてもらう，ということはあってもよいかもしれない．ただしその場合にも，守秘義務に抵触しないように，投稿者についてはもちろんのこと，内容についても一般的な話にならざるをえない．なお，その論文の著者(投稿者)に尋ねるのはルール違反であると思う．著者へはあくまでも「査読者の意見」として編集委員会を通じて提示されるべきであろう．

28) 他の専門家への照会に関して，以前経験したことを紹介する．ある神経難病の疫学に関する論文の査読を依頼された．筆者の常識ではこの疾患は大人の病気だが，よく読むと小児例，しかも 1 歳未満の乳児例が結構含まれている．そこで神経内科の専門医(某大学の教授)に「このような論文(病名と対象地域名は出したが，著者名や具体的な内容は出さなかった)の査読を引き受けましたが，私の常識では年齢分布がおかしく，別疾患が含まれていると思いますが，先生はどう思われますか？」と尋ねた．その先生からは「別の運動ニューロン疾患が含まれている可能性が高いと思います」という回答だったので，そのとおりの査読結果を，自信をもって作成した．

29) 逆に筆者自身が 1 人の研究者として，査読を引き受けた別の研究者から，不明な点について尋ねられたこともある．

30) 一部の雑誌では査読者に対するお礼の意味で，「昨年度，査読を引き受けてくださったのは以下の方々です」というような感じで，雑誌で査読者を公開するものもある(とはいえ，氏名だけで，具体的に「どの論文の査読」といったことを公開するわけではない)．専門性を考えると「この人が自分の論文の査読をしたのだろうな」と想像がつくことがあるが，公開は編集委員会の責任で行っているので，査読者の責任はない．

31) 最近，外国の雑誌で掲載論文にその論文の査読者を掲載するものが出てきた．もちろん査読者の了解のうえ(筆者のところにも照会が来たことがある)のことだが，これは編集委員会の責任で行うことなので，査読者自身が口外することは異なり，問題はない．

学会発表・論文執筆デッドセクション

著作権の新しいルール

これまでの著作権は「すべてを著者などが保持する(all right reserves)」か,「著作権の放棄」(あるいは保護期間の終了)のみであった.印刷物などについてはこの考え方でもさほど支障はなかったが,インターネット時代にはその中間も存在しないと,物事がうまくいかなくなってきた.そこでたとえば,国際的な非営利組織が提供するライセンスとして,クリエイティブ・コモンズ(Creative Commons;CC)がある.ひと言で言うと,作者自身が「この条件を守れば自分の作品を自由に使ってかまわない」という意思表示をするための手法である.ライセンスの種類として,(1)「表示」,(2)「表示・継承」,(3)「表示・改変禁止」,(4)「表示・非営利」,(5)「表示・非営利・継承」,(6)「表示・非営利・改変禁止」の 6 種類がある.詳細は creative commons JAPAN のウェブサイト参照のこと(https://creativecommons.jp/licenses/).『Journal of Epidemiology』も従来の掲載論文の著作権を学会に移譲するシステムから CC に乗り換えた.

学会発表・論文執筆デッドセクション

統計手法:どれを使うか

どのような場合にどの検定方法や推定方法(95%信頼区間)を使用するかは,難しいものがある.複数の手法がある場合にどれを使っても一長一短ということもあるし,理論的には誤っていないが一般的ではない,という手法もある.たとえば,筆者の近くには 2 つの 2 値変数(2×2 表が作成できるもの)間で相関係数を計算する研究者がいたが,理論的には正しくても,まったく一般的ではない.「検定は現行の○○検定ではなく,△△検定を使うように」といった投稿論文に対する査読意見を見かけるが,「では,その根拠は何ですか?」と尋ねたくなることもある.どの統計手法を使うかは,いわば研究者の哲学みたいなものであり,理論的な誤り,あるいは一般的ではないものではない限り,他人はあまり意見を言わないほうがよいのかもしれない.

第５部

エピローグ

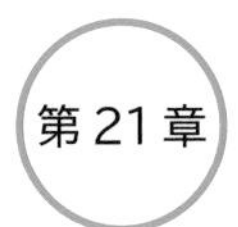

第21章 おわりに

POINT

1. 初心者が研究を始めるには，本書で学ぶことも重要だが，研究に関する指導者を得ることも重要である．
2. とにかく綿密な計画を立てて，研究をやってみよう．
3. 研究が終了したら，速やかに学会発表/論文執筆を行う．
4. 研究実施・結果の公表の重要性を再認識する．

さて，いよいよ最終章である．第1章，第2章でも書いたが，本書はそもそも，①保健活動を念頭に置いて，②コメディカルスタッフを対象に，③日本語での学会発表や論文公表を目指す．ということで2年間連載を続けた原稿に手を入れたものである．このことを念頭に置いて，最後のまとめを行う．

1 まずは指導者を(再度)

読者のなかで，今まで一度も論文を書いたことがなく，しかし本書をここまで通読して，「これで論文が書けるようになった」と思う人がいたら，それは妄想である1)．これは「本書の質が悪い」といっているのではない．冬山登山のガイドブックを読んだだけで単独で冬山に登るとすれば，それは命を捨てにいくこととほぼ等しい．

本書で基本を座学として身につけたうえで，経験のある人に研究の初めから共同研究として指導をお願いする必要があることは，第2章で述べたとおりである．

1) いないとは思うが，もしいたら，ごめんね．でも，無理ですよ．

2 なぜ研究や発表が必要なのか(まとめ)

本書の最後にまとめとして，原点に返って，研究を進め，発表しなければならない理由を再度，考えよう．

学問や技術は日々進歩している．本書はコメディカルスタッフ(多くは技術者)も念頭に置いていることは第1章で述べたが，医師のみならずコメディカルスタッフは当然のことながら，新しい技術を習得していかなければ，現場ではそのうち使い物(者)にならなくなる．新しい技術を開発するのは学問かもしれないが，これはなにも大学などの研究機関だけでなく，現場からの開発もあってしかるべきである．これまでのパラダイムを転換するような新しいことは難しいかもしれないが，新たな技術の問題点，特に現場での応用に関する点については，研究機関よりも現場のほうが実態がわかっており，改善という視点からはむしろ，研究機関よりも研究を進めるには有利かもしれない．そのような状況のなかで「研究」という視点から背を向ける[2)]と，技術者という名前や所持している免許が泣く．といったら言いすぎだろうか．

このことは技術者だけでなく，現場の事務職にも当てはまることかもしれない．事務の遂行だけでなく，技術職がやることを端から見ていて，当人が気づかない問題が見えることも多いだろう[3)]．事務職独自の研究だけでなく，技術職との共同研究も可能であろう．

そのようにして得られた成果は，世の中に問うことによって発展するし，世の中の共有の財産となる．このために学会発表や論文公表が不可欠であることは本書の冒頭で述べた．医学の世界では経験を共有するという意味での症例報告という発表形式(学会でも論文でも)があるが，保健の分野ではこのような視点が欠落している[4)]．したがって現場で何かやろうとしても，共有財産としてのデータの積み重ねがないので，他のフィールドでの過去の経験を活かすことができず，同じ轍を繰り返し繰り返し，踏んでいるようにも見える．図2-2(☞p15)で示したように示すように「過去の経験が公表されていない → 何か始めるにも参考となるものがない → 無手勝流で始める → やりっぱなしで報告しない → 過去の経験が公表されていない→……」という悪循環を断ち切り，

2) 研修会とか講習会とか．特にコメディカルスタッフは受け身に走っているような傾向を感じるのは，筆者の偏見だろうか？

3) 「岡目八目」とは，よくいったものである．意味がわからなければ，辞書を引きなさい．

4) 筆者の認識不足ならばよいのだが…．

「①過去の経験を参考にさらによい計画を立てて実施する → ②その結果を公表する → ③経験の蓄積 → ①過去の経験を参考に…」という好循環に転換するためには，個人のレベルでは②から始めるしかないであろう．

私たちは人々の健康な生活のために仕事をしている．札幌医科大学の飯村攻名誉教授（循環器内科学，故人）はセミナーのたびに「1人で勇敢に戦うものは必ず撃たれる」という魯迅[5)] の言葉を引用されて，予防活動においては各人が情報共有しながら，持てる力を結束して問題の解決に取り組むことの必要性を説いておられた．力の結束の1つの形として知の共有，すなわち学会発表や論文公表があるのだと思う．ぜひ，人々の健康で幸せな生活の実現のために，皆で力を合わせようではないか．

本書に最後までお付き合いいただいた読者諸氏に御礼申し上げるとともに，近い将来，学会の発表者として，そして論文の筆者として，学会や雑誌の上でお目にかかることができれば幸いである．

3 論文執筆の参考書籍

本書の領域で筆者が参考にしている書籍などを最後に提示する．日本語の執筆指南書や辞書類は表 3-1（☞ p27）を参照．また，第 17 章（☞ pp173-175）で紹介したものも含まれている．

1）日本語で読めるもの（訳書ありも含む）

日本心理学会：執筆・投稿の手びき（2015 年改訂版）.
（https://psych.or.jp/manual/）

本書でも触れたが，丁寧によく書かれている．

5）20 世紀前半の中国の思想家，小説家．代表作に『阿 Q 正伝』『狂人日記』など．1904 年から日本に留学．

Uniform requirements for manuscripts submitted to biomedical journals：Writing and editing for biomedical publication.
（https://www.ncbi.nlm.nih.gov/pmc/articles/PMC3142758/）

本書でも折に触れて紹介してきたが，いわゆるバンクーバースタイル．日本語版は 1 つ版が古いが https://www.honyakucenter.jp/usefulinfo/pdf/ICMJE_Recommendations_2017.pdf

AMA manual of style：A guide for authors and editors（11th ed）. Oxford University Press, 2020.

日本語訳が『医学英語論文の書き方マニュアル（原書 10 版）』として共和書院から刊行されている．原書 53 ページに筆者の秘書の論文が引用例として記載されている．もちろん，こちらから掲載をお願いしたわけではない．

STROBE Statement（https://www.strobe-statement.org/）

観察疫学研究論文の指標．日本語訳は https://www.strobe-statement.org/fileadmin/Strobe/uploads/translations/STROBE-Japanese.pdf

CONSORT Statement（http://www.consort-statement.org/）

無作為割付介入研究に関する論文執筆の指標．日本語訳は http://www.consort-statement.org/Media/Default/Downloads/Translations/Japanese_jp/Japanese%20CONSORT%20Statement.pdf

ネル・L・ケネディ（著），菱田治子（訳）：アクセプトされる英語医学論文を書こう！―ワークショップ方式による英語の弱点克服方法．メジカルビュー社，2001.

なぜか気に入って，辞書的に引くことがある．

松原茂樹（編）：臨床研究と論文作成のコツ：読む・研究する・書く．東京医学社，2011.

筆者の尊敬する先輩である著者が，著者の所属校（＝出身校）をウリにしてまとめた良書．

- 佐藤雅昭：なぜあなたは論文が書けないのか(2016)/なぜあなたの発表は伝わらないのか(2017)．共にメディカルレビュー

  医師を対象としているが，十分に参考になる．

- 看護研究 2020；53 巻 4 号(増刊号)．特集：看護実践に関する事例研究の査読基準を考える．

  査読の実態が明らかにされている，珍しい企画．査読する側の実情がわかり，参考になる(第 19 章，☞ p201)．

- 新井久幸：書きたい人のためのミステリ入門．新潮社(新潮新書)，2020．

  趣味で読んだ書籍だが，論文執筆に繋がる部分が結構ある．「編集者にとって無駄なことは何もない」については「編集者」を「研究を志す者」に置き換えても十分に通用する．

2) 英語で読めるもの

- Successful Scientific Writing and Publishing：A Step-by-Step Approach.（https://www.cdc.gov/pcd/issues/2018/18_0085.htm）

  米国疾病予防管理センター(Centers fo Disease Control and Prevention：CDC)がまとめた論文の書き方に関するコメント．

- MOOSE Statement.（http://statswrite.eu/pdf/MOOSE%20Statement.pdf），（http://www.blackwellpublishing.com/pdf/hed_moose_statement.doc）

  メタ解析公表の際の指標．

- TREND Statement（https://www.cdc.gov/trendstatement/），（https://www.cdc.gov/trendstatement/pdf/trendstatement_TREND_Checklist.pdf）

  公衆衛生における被無作為化介入研究の報告のガイドライン．

Zeiger M：Essentials of writing biomedical research papers（2nd ed）. McGraw-Hill, 2000.

すり切れるほど読んだ？

学会発表・論文執筆デッドセクション

循環器病予防セミナー

日本循環器病予防学会が毎年夏に 5 日間開催している日本循環器病予防セミナーは，この名称にもかかわらず，内容のほとんどが疫学/臨床疫学に関するものである．1988 年に第 1 回が開催された当初は参加者は医師限定だったが，現在ではいろいろな職種（ただし，学部学生にはご遠慮いただく，という暗黙の了解がある．大学院生は OK）が参加している．本文に記載している故飯村攻教授のお言葉（☞ p224）はこのセミナーにおけるもので，筆者が実行委員長を務めた第 17 回（2004 年）でも「このお言葉がないと気合いが入らない」ということでお願いをし，快く特別講演をお引き受け下さった．今でも感謝している．

なお，2020 年のセミナーは新型コロナウイルスが吹っ飛ばしてしまった．

索引